# Cuídate

# Cuídate


Xevi Verdaguer

Con la colaboración de las nutricionistas
**Martha Bolívar** y **Mercè Roca**

Papel certificado por el Forest Stewardship Council®

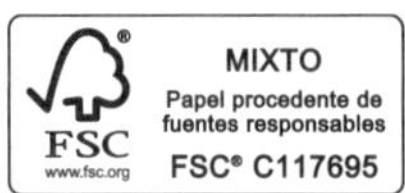


Primera edición: septiembre de 2019



Printed in Spain – Impreso en España

ISBN: 978-84-253-5790-9
Depósito legal: B-15.228-2019

Compuesto en Pleca Digital, S. L. U.

Impreso en Unigraf
Móstoles (Madrid)

GR 5 7 9 0 9

Penguin
Random House
Grupo Editorial

# Índice

# Introducción

Podemos afirmar que vivimos en un entorno estrogénico donde el sedentarismo, el estrés, el consumo excesivo de alimentos procesados, la toxicidad del aire, el uso de plásticos, detergentes y cosméticos químicos, los pesticidas presentes en los alimentos naturales como frutas y verduras y el exceso de alimentos de origen animal podrían ser la causa del desequilibrio hormonal que cada vez nos encontramos con más frecuencia: el exceso de estrógenos. Si bien los estrógenos son hormonas indispensables para un correcto funcionamiento sexual, inmunitario, nervioso y digestivo, un exceso de ellos nos condiciona a tener problemas de salud tales como: enfermedades autoinmunes, cáncer de mama y de útero, endometriosis, problemas de fertilidad, etc.

A pesar de que podemos influir positiva y negativamente con nuestros hábitos de vida sobre este nivel de estrógenos, existe una predisposición biológica a la predominancia estrogénica que se establece desde la gestación y que marca desde el nacimiento hacia dónde se inclinará nuestra balanza hormonal. La longitud de nuestros dedos índice y anular nos da una gran pista sobre lo que será nuestra futura salud hormonal. Observa tu mano derecha, si tu segundo dedo es más largo que el cuarto, seguramente tendrás que tomar medidas y seguir los consejos que contiene este libro para reducir un posible exceso de estrógenos. Si, por el contrario, tienes el cuarto dedo más largo, tu vida hormonal estará influenciada por la hormona masculina, los andrógenos, y aunque los rasgos y los riesgos cambian, también tendrás que poner en marcha estrategias para deshacerte de un exceso de ellos.

Los estrógenos se producen en varios órganos del cuerpo, principalmente en los ovarios durante la edad fértil, y otra gran parte se fabrica gracias a una enzima llamada «aromatasa» que está muy activa en personas con grasa acumulada, así que el aumento de peso y la consecuente acumulación de grasa hacen que tengamos más estrógenos.

A lo largo del libro irás comprendiendo cómo puedes llegar a acumular un exceso de estrógenos y los consejos para prevenir y revertir esta situación.

Por otro lado, la hormona progesterona nos ayuda a equilibrar los niveles de estrógenos. Si esta hormona está baja, los estrógenos van a seguir siendo dominantes, así que conviene que sigas las recomendaciones para tener unos buenos niveles de progesterona si quieres conseguir tu equilibrio hormonal. Si eres mujer, piensa en qué momento del ciclo menstrual estás para que hagas coincidir la lectura de este libro, o los capítulos que más te interesen, con los días de tu fase lútea, es decir, cuando la progesterona está en sus niveles máximos, y de esta forma, estando más tranquila y relajada gracias a la actividad del neurotransmisor GABA que produce la progesterona, será mucho más fácil seguir los consejos con motivación pero sin ansiedad. Si no estás en la fase lútea, quizá sea bueno que comiences a leer el libro más adelante.

Pero los estrógenos no actúan solos y de forma independiente. La mayoría circulan por el cuerpo gracias a unos transportadores que los llevan desactivados por el torrente sanguíneo y el resto lo hace de forma libre y activa, y se van encajando como una llave en un candado en los receptores que tenemos en los diferentes órganos para que puedan cumplir sus funciones.

Pero ¿qué pasaría si los estrógenos no pararan de fabricarse o de entrar en el cuerpo? Se acumularían, ¿verdad? Para esa función de eliminación del exceso de estrógenos tenemos un órgano superimportante: el hígado. Este órgano elimina tóxicos y estrógenos en dos fases, que verás en detalle en el capítulo dedicado al hígado. La Fase I activa aún más las hormonas y las sustancias tóxicas, y la Fase II las vuelve solubles para ser eliminadas gracias a cuatro embudos: sulfatación, metilación, glucuronidación y glutatión.

Una dieta inadecuada, el consumo de alcohol, el tabaco y la exposición a un ambiente tóxico hará que el hígado se colapse y no pueda eliminarlo todo, pero esto trae también como consecuencia que no pueda deshacerse del exceso de hormonas. Así que, si deseas mantener un equilibrio hormonal, es conveniente no darle mucho trabajo al hígado con otro tipo de sustancias que deba eliminar, y así los embudos podrán ocuparse de filtrar lo que no nos interesa acumular.

Una vez que el hígado ha cumplido su función y los estrógenos están listos para ser eliminados, queda un paso más para deshacernos de ellos, y este depende del intestino y de las bacterias que viven en él: nuestra microbiota. Las bacterias intestinales actúan gracias a unas enzimas que son una especie de agentes facilitadores, y dependen del ADN o información genética de cada bacteria (microbioma). Si hay un desequilibrio en la microbiota intestinal, las enzimas que interactúan con los estrógenos estarán más o menos activas y de esto depende que se elimine o no el exceso de estrógenos. Si estas bacterias y sus enzimas están en exceso, los estrógenos que llegan al intestino listos para ser eliminados se liberan y regresan a la circulación sanguínea para seguir su actividad unidos a los receptores; en este caso se habrá perdido la función del hígado pues el intestino lo habrá boicoteado. Si, en cambio, hay un equilibrio en la microbiota y las bacterias están en una cantidad adecuada, los estrógenos se podrán eliminar correctamente. Puesto que el hígado también nos ayuda a eliminar tóxicos y medicamentos, con ellos pasa lo mismo: se podrán eliminar eficazmente solo si la microbiota está equilibrada. ¿Ahora comprendes por qué iniciamos este libro hablando del intestino y la microbiota? Al final del viaje de los estrógenos, el intestino es el que tiene la última palabra.

Esta cuestión cobra más importancia en la menopausia, y en el capítulo dedicado a esta etapa de la vida verás que conviene tener una buena actividad de bacterias y de sus enzimas pues te ayudarán a reciclar los estrógenos. Es decir, cuanta más actividad enzimática se produzca en el intestino durante la menopausia, más estrógenos disponibles tendrás para que sigan libres cumpliendo sus funciones.

El estudio de todos los factores que hemos de mantener en equilibrio para conseguir una buena salud hormonal es complejo pero fascinante. La alimentación, los buenos hábitos de vida, la salud del hígado y del intestino son la base para mantener el equilibrio hormonal. Este libro contiene en cada capítulo las claves para conseguirlo.

¿Te apetece comenzar el viaje para alcanzar tu equilibrio hormonal?

1

# Consigue una buena salud intestinal

# El intestino

En nuestro intestino vive tal cantidad de bacterias (microbiota), que su información genética (microbioma) es ciento cincuenta veces mayor que la del ADN de nuestras células. Esto significa que tenemos más bacterias que células en el cuerpo, y estas bacterias interaccionan con el cuerpo y afectan al metabolismo, la inmunidad, el estado de ánimo y las hormonas. Por este motivo, no debemos prestar atención al intestino únicamente cuando tenemos problemas digestivos, sino que hemos de estudiar a fondo el intestino y el conjunto de las bacterias que habitan en él para descubrir lo que pasa en personas con sobrepeso, obesidad, enfermedades crónicas como la diabetes tipo 2, desequilibrios hormonales, ansiedad, depresión o infecciones por virus por un sistema inmune bajo.

Se ha visto que existe una comunicación entre el intestino y el cerebro que empieza durante la gestación. Las bacterias de la boca de la madre son las primeras en llegar y crecer en el intestino del feto, de ahí la gran importancia de la buena salud bucal durante e incluso desde antes del embarazo.

Si estás embarazada y te sangran las encías visita a tu periodoncista, pues la alteración de las bacterias de tu boca afectarán negativamente al bebé.

Hay múltiples factores que pueden alterar el equilibrio de nuestra microbiota a lo largo de la vida. Estos son los más importantes:

1. La alimentación
2. Los antibióticos y otros fármacos
3. Los tóxicos ambientales
4. Las hormonas sexuales

Si tenemos desequilibrios en la microbiota estaremos más predispuestos a sufrir problemas como: ovarios poliquísticos, acné, hirsutismo, colon irritable, estreñimiento, dolor crónico, infecciones, poca respuesta al estrés o enfermedades autoinmunes.

Existen diferencias claras entre la microbiota del hombre y de la mujer, que explica por qué los hombres necesitan diferente aporte de calorías y nutrientes.

Los estrógenos, la hormona sexual principal en la mujer, favorecen una mayor diversidad bacteriana; es decir, las mujeres tienen más variedad de bacterias que los hombres. Curiosamente, las mujeres suelen seguir dietas ricas en verduras, frutas, legumbres y cereales, que son alimentos que incrementan también la diversidad bacteriana.

En cambio, el hombre tiene menor diversidad bacteriana y predominio de bacteroides (no te preocupes por los nombres de las bacterias, poco a poco te irás familiarizando con ellos), que ayudan a no padecer sobrepeso y obesidad.

Existen más diferencias en cuanto a cómo afecta la microbiota en hombres y mujeres. Por ejemplo, en un estudio se demostró que las hormonas sexuales masculinas como la testosterona aumenta en las mujeres que toman antibióticos, provocando síndrome de ovarios poliquísticos (SOP) y otros signos de aumento de hormonas masculinas, y en cambio disminuye en los hombres que toman antibióticos, provocando baja libido, poca resistencia física o sobrepeso. Esta respuesta a los antibióticos se debe a la pérdida de la diversidad bacteriana y al desequilibrio de las bacterias intestinales y, por lo tanto, solo equilibrándolas se puede reducir la testosterona y esos síntomas.

Las bacterias que han demostrado ser eficaces para resolver este desequilibrio de la microbiota son *Lactobacilllus acidophilus, Lactobacillus rhamnosus y Lactobacillus casei.*

En la siguiente tabla se muestran los cambios que va sufriendo la microbiota a lo largo de la vida, y su importancia y su repercusión de cada una de las etapas.

## Cambios de la microbiota a lo largo de la vida

<table>
<tr><th>Etapas de la vida</th><th colspan="2">Características de la microbiota</th></tr>
<tr><td>Etapa prenatal</td><td colspan="2">▸ En esta etapa podemos influir en la evolución del bebé. Las bacterias de la madre y su microbioma transmiten al feto nutrientes importantes para su neurodesarrollo.<br>▸ Las bacterias de la boca de la madre influyen en la microbiota intestinal del bebé. Si sufre periodontitis, el bebé tendrá más bacterias proteolíticas.<br>▸ En cada fase del embarazo la microbiota de la madre se adapta a las necesidades del embrión.</td></tr>
<tr><td rowspan="2">Etapa posnatal</td><td>Parto vaginal</td><td>▸ La flora vaginal coloniza al bebé. El bebé se impregna de las bacterias de la madre durante el nacimiento y estas bacterias ocuparán su intestino.<br>▸ Los bebés que nacen por parto vaginal tendrán mejor programación metabólica y mayor diversidad bacteriana en la edad adulta.<br>▸ Protección contra la obesidad, la depresión y problemas intestinales.</td></tr>
<tr><td>Parto por cesárea</td><td>▸ Habrá mala colonización bacteriana.<br>▸ El intestino será colonizado por bacterias de la piel y no de la flora vaginal.<br>▸ Se recomienda suplementación de probióticos al bebé.</td></tr>
<tr><td>Infancia y pubertad</td><td colspan="2">▸ Aumento de la diversidad bacteriana.<br>▸ Mayor capacidad para fabricar metano, vitamina $B_{12}$, hormonas, neurotransmisores y ácidos grasos de cadena corta.<br>▸ En la pubertad aumentan las hormonas sexuales y cambia la composición de la microbiota, especialmente en los hombres.<br>▸ La microbiota de las mujeres es similar en la pubertad y la edad adulta.</td></tr>
</table>

| Etapas de la vida | Características de la microbiota |
|---|---|
| **Pubertad** | ▸ La composición de la microbiota está más condicionada por los niveles de testosterona que por los de estrógenos.<br>▸ Niveles altos de testosterona implican bajos niveles de células del sistema inmune especializadas (linfocitos T y B).<br>▸ Niveles altos de estrógenos aumentan la cantidad y la actividad de linfocitos T y B, haciendo que el sistema inmune sea más sensible a estímulos (alimentos, tóxicos, virus, parásitos, hongos, etc.). Esto predispone a sufrir más enfermedades autoinmunes. |
| **Edad adulta y envejecimiento** | ▸ Microbiota estable que se ha adaptado a las diferentes situaciones de estrés, infecciones, dieta o antibióticos. |
| **Vejez** | ▸ Tránsito intestinal lento.<br>▸ Disminución de la absorción y la disponibilidad de nutrientes, el intestino es más permeable.<br>▸ Capa mucosa más delgada.<br>▸ Inflamaciones de bajo grado.<br>▸ Menor diversidad bacteriana: carencia de *Bifidobacterium* y exceso de bacterias proteolíticas.<br>▸ Inflamación intestinal con aumento de citoquinas o células inflamatorias que producen depresión o ansiedad.<br>▸ Menor fábrica de ácidos grasos de cadena corta, y por tanto peor inmunidad y energía. |

Sabemos que los hábitos de vida, la alimentación, los medicamentos y algunos suplementos pueden modificar la microbiota. Sin embargo, el desarrollo y la estabilidad de nuestro microbioma comienza en la vida intrauterina y se estabiliza a los dos años de edad, a esto le llamamos «programación metabólica», y a partir de ese momento cada individuo cambiará a su favor o en contra el estado de la microbiota dependiendo de sus hábitos. Las bacterias son muy resilientes, lo que indica que cualquier cambio en la alimentación, sea bueno o malo, se refleja en la microbiota muy rápido; de hecho, al cuarto día ya se pueden observar cambios en el tipo y la cantidad de bacterias que habitan en el intestino.

Veamos los factores que pueden condicionar una buena o mala programación metabólica.

## Programación metabólica

| Buena programación metabólica | Mala programación metabólica |
|---|---|
| Buena salud de la boca de la madre y el padre<br>No tener gingivitis ni periodontitis antes y durante la gestación | Tener problemas de salud dental como periodontitis o gingivitis de madre y/o padre |
| Nacimiento por parto vaginal | Nacimiento por cesárea |
| Alimentación con lactancia materna | Alimentación con leche de fórmula |
| Crecer en ambiente rural o con animales | Crecer en la ciudad sin contacto con animales (hiperhigiene) |
| No tomar antibióticos a edad temprana | Tomar antibióticos a edad temprana |
| Todo lo anterior conlleva a:<br>BUENA DIVERSIDAD BACTERIANA Y EQUILIBRIO DE LA MICROBIOTA | Todo lo anterior conlleva a:<br>FALTA DE DIVERSIDAD BACTERIANA Y DESEQUILIBRIO DE LA MICROBIOTA |
| ▸ Menor riesgo de sufrir enfermedades en la infancia y en la edad aldulta<br>▸ Mejor salud en la infancia y en la edad adulta | Mayor riesgo de sufrir:<br>▸ Alergias<br>▸ Dermatitis atópica<br>▸ Mayor riesgo de sufrir en la edad adulta:<br>• Obesidad<br>• Depresión<br>• Diabetes tipo 2<br>• Enfermedades autoinmunes<br>• Enfermedades cardiovasculares |

En resumen, para programar bien la salud de una persona desde el embarazo, lo ideal es que la madre y el padre tengan una buena salud dental (que no le sangren las encías), que el bebé nazca por parto vaginal, que se alimente con leche materna y que no tome antibióticos. Si nada de esto ha sido posible, el niño y/o adulto tendrá más riesgo de sufrir alergias y enfermedades crónicas.

Cualquier factor estresante, como el hambre o la sed, puede producir cambios en la microbiota pero luego, al desaparecer dicho factor, la microbiota vuelve a ser la que era. Esto significa que la microbiota es muy resiliente, o sea, que podemos hacer modificaciones en la alimentación y el estilo de vida que nos ayuden a mejorar su composición (más diversidad de bacterias y de mejor calidad). La actividad física, las terapias cuerpo-mente como el yoga o la meditación que ayudan a gestionar el estrés, evitar la ingesta de medicamentos y llevar una dieta adecuada puede cambiar esta programación y favorecer la salud.

## Exactamente, ¿de qué está formado nuestro intestino?

En el intestino encontramos un total de 500-1.000 especies de microbios diferentes, básicamente bacterias. Todos estos microbios cuentan con material genético, el 98 % pertenece a bacterias y el 2 % a virus, levaduras, parásitos, etc. Nuestra diversidad y riqueza de microbios a nivel intestinal determinará que tengamos una buena inmunidad y una buena salud emocional, hormonal y endocrina.

Podemos resumir así las funciones principales de las bacterias intestinales o microbiota:

- Favorecen el desarrollo del sistema inmune.
- Favorecen el equilibrio de la pared intestinal.
- Intervienen en la absorción de nutrientes.
- Fabrican vitaminas y hormonas.
- Fabrican ácidos grasos de cadena corta y con ellos proporcionan energía a partir de fibras de la dieta que no hemos digerido.

Los alimentos pasan por el intestino delgado, donde se absorben sus nutrientes, y todo lo que no se puede digerir es utilizado por las bacterias del intestino grueso o colon. Dependiendo de la variedad y la calidad de las bacterias que tengas en el colon, estos desechos se pueden fermentar y producir sustancias beneficiosas o no beneficiosas.

Las fibras de la dieta son convertidas por las bacterias del colon en ácidos grasos de cadena corta (SCFA). Estos SCFA son butirato, acetato y propionato, y son interesantes para:

- Protegernos de los patógenos (virus, hongos, parásitos).
- Mantener el equilibrio global del medio intestinal (digamos que mantienen en orden el hogar de las bacterias).

Las bacterias se clasifican en grupos o familias, y las dos más abundantes, y por tanto las más importantes, son firmicutes y bacteroidetes.

El equilibrio entre los grupos de bacterias firmicutes y bacteroidetes es fundamental. Numerosos estudios relacionan un exceso de bacterias de la familia de los firmicutes en el intestino de personas con sobrepeso u obesidad. Los firmicutes son los especialistas en la fermentación de los hidratos de carbono. Tener un exceso de firmicutes respecto a los bacteroidetes (esto lo sabrás realizando un test de heces de disbiosis intestinal) te condiciona a engordar con más facilidad, incluso comiendo pocos hidratos de carbono. Si sueles decir cosas como: «Engordo con solo oler el pan» o «Para desayunar solo tomo una rebanada de pan, nada de azúcar, y aun así no consigo bajar de peso», deberías comenzar a regular tu microbiota pues lo más seguro es que tengas más firmicutes que bacteroidetes.

## Recomendaciones para reducir los firmicutes

- Disminuye el consumo de hidratos de carbono. En este grupo de alimentos no solo está el azúcar o la miel, también el pan, el arroz, otros cereales (sobre todo los que contienen gluten) y las legumbres. La fruta también es rica en hidratos de carbono: si tomas más de tres piezas al día, reduce la fruta en tu dieta y aumenta la verdura.

- Aumenta la cantidad de proteína de calidad con la ayuda de tu nutricionista.
- Consume más alimentos ricos en quercitina como: ajo, cebolla, manzana, espárragos, trigo sarraceno, pues tienen la capacidad de reducir los firmicutes.
- Consume más frutas como granada, arándanos y frambuesas, pues contienen elagitanina, otro polifenol que disminuye los firmicutes.

Obviamente, para equilibrar la proporción firmicutes/bacteroidetes hemos de reducir los firmicutes, pero también aumentar los bacteroidetes. Veamos cómo hacerlo.

### Recomendaciones para aumentar los bacteroidetes

- Aumenta el aporte de proteína (carnes, aves, huevos, pescados, lácteos de calidad y champiñones). También las legumbres ayudan a aumentar los bacteroidetes, pero no tomes grandes raciones. Por ejemplo, una cucharada de alubias al día durante ocho semanas te ayuda a conseguir este objetivo.
- Aumenta el consumo de grasas saludables presentes en: pescados azules, semillas, frutos secos, aguacate, aceitunas, aceite de oliva, aceite de coco, ghee (mantequilla ecológica) y chocolate negro con un 90 % de cacao (sin azúcar).
- Realiza como mínimo una vez a la semana un ayuno intermitente, que consiste en pasar doce horas sin comer. Por ejemplo, cenar a las ocho y no comer nada más hasta las ocho de la mañana del día siguiente. Si puedes saltarte el desayuno y continuar sin comer completando dieciséis horas, sería ideal para mejorar el equilibrio entre firmicutes y bacteroidetes, además de que te ayuda a perder peso con más facilidad.
- Consigue que tus niveles de vitamina D estén entre 40-80 ng/ml (esto lo puedes verificar con una analítica de sangre). Si están por debajo de

este valor, toma el sol y, si es necesario, toma además un suplemento de vitamina D pautado por un profesional.

- Aumentar la hormona masculina a través del ejercicio de fuerza, es decir, desarrollando masa muscular, también mejora la cantidad de bacteroidetes y previene el sobrepeso, la obesidad y la diabetes.

## ¿A qué huelen tus gases?

Los gases que producimos nos dan una pista sobre nuestra salud intestinal. Si tienes un exceso de gases que no huelen y que no salen fácilmente, y además tus heces flotan, puede deberse a un exceso de bacterias metanogénicas, que son las que producen gas metano.

El exceso de este gas está relacionado con divertículos, estreñimiento y niveles menores de serotonina (lo que puede producir depresión), y es más común en personas con sobrepeso u obesas.

### Recomendaciones para reducir las bacterias metanogénicas

- Sigue una dieta sin gluten.
- Estimula la fabricación de bilis, ya que ayuda a matar estas bacterias. La bilis se estimula tomando infusiones de hierbas amargas como: genciana, cardo mariano, artemisa, boldo, celidonia y berberina.
- Añade más grasas saludables a cada comida, como aceite de oliva, semillas, frutos secos, aceitunas, huevos, aceite de coco o ghee, para estimular la vesícula biliar y la salida de la bilis.
- Otros alimentos y especias que ayudan a reducir metano son menta, aloe vera, cúrcuma, alcachofa, rábano, jengibre, remolacha y café.
- Tomar cada mañana en ayunas un zumo de limón con aceite de oliva también te ayudará a eliminar bacterias productoras de metano.

## ¿Por qué es recomendable reducir el gluten en la dieta?

El gluten contiene unas proteínas llamadas «gliadina» e inhibidores de la amilasa tripsina (ATI) que, en personas sanas, no necesariamente celíacas, producen permeabilidad intestinal; es decir, hacen que tu intestino tenga la pared agujereada y permita el paso de sustancias tóxicas o macromoléculas de alimentos que alteran el sistema inmune. Además, producen desequilibrio de la microbiota y reducen la barrera de mucosa protectora de la pared intestinal, y esto hará que seas más susceptible a infecciones por parásitos, hongos, virus o bacterias. De esta forma pueden desarrollarse inflamaciones crónicas que acaban derivando en enfermedades autoinmunes.

Si presentas los siguientes síntomas, notarás muchos beneficios si reduces el gluten de tu dieta:

- Gases en exceso e hinchazón
- Dolor abdominal entre el ombligo y el esternón
- Náuseas
- Reflujo
- Aftas o llagas en la boca
- Heces pastosas
- Diarrea o estreñimiento
- Cansancio o fatiga
- Dolor articular o muscular
- Picor en la piel
- Dolor de cabeza
- Alergias
- Ansiedad o depresión

Puedes reemplazar los cereales que contienen gluten por otros más saludables y amigos de tu microbiota como: trigo sarraceno, quinoa, arroz, mijo, tapioca, maíz o avena sin gluten.

## ¿Cómo afectan las bacterias intestinales a tu salud hormonal?

Las bacterias intestinales actúan a través de enzimas que afectan el equilibrio hormonal. Estas enzimas son las sulfatasas, las glucosidasas y las beta-glucuronidasas, y son producidas por diferentes tipos de bacterias. Podemos decir que la cantidad de estrógenos que tenemos en el cuerpo depende en gran medida del equilibrio o desequilibrio de la microbiota y su actividad enzimática. Este mecanismo se explicará más adelante cuando hablemos de un concepto llamado «estroboloma». Aprenderás más sobre estas enzimas, cómo afectan a la salud hormonal y los trucos para reducir su actividad si tienes exceso de estrógenos, pero es importante que comprendas que las bacterias del intestino no solo están para interactuar con la comida, sino que de ellas dependen muchos factores relacionados con tu salud hormonal y emocional.

## ¿Cómo mejorar la salud intestinal y equilibrar la microbiota?

Sigue estas recomendaciones para conseguir una microbiota equilibrada y recuperar tu salud. Los detalles los encontrarás a lo largo del capítulo.

### Recomendaciones para mejorar la salud intestinal y la microbiota

1. Cambia tu dieta
2. Mejora el aporte de probióticos (alimentos fermentados o suplementos)

3. Mejora tus niveles de vitamina D
4. Realiza actividad física
5. Controla algunos componentes de tu dieta

## 1. Cambia tu dieta

- Consume alimentos sin contaminantes ni aditivos, mejor si son de agricultura ecológica.

- Bebe agua filtrada por ósmosis que esté libre de metales, especialmente de arsénico.

- Consume cantidades moderadas de grasas y proteína animal como carne roja, embutidos, lácteos y bollería, ya que potencian el crecimiento de bacterias proteolíticas como la *E. coli*, que fabrican muchas enzimas beta-glucuronidasas y beta-glucosidasas y por lo tanto favorecen mayores niveles de estrógenos.

- Aumenta la ingesta de fibra en general, presente en verduras, hortalizas y frutas. Las dietas vegetarianas han demostrado una mejor eliminación de los estrógenos gracias a una microbiota más equilibrada. Para cuantificar la fibra recomendada para conseguir beneficios para la salud intestinal, podemos referirnos a un estudio realizado en mujeres menopáusicas que demostró que comer un mínimo de 30 g de fibra al día ayuda a reducir en un 34% el riesgo de cáncer de mama.

- Consume alimentos prebióticos. Un prebiótico es un tipo de ingrediente que no podemos digerir, pero es capaz de alimentar nuestras bacterias. Están principalmente en las fibras solubles y en el almidón resistente; también los polifenoles y los ácidos grasos omega-3 actúan como prebióticos. Los prebióticos atraviesan el intestino delgado y llegan casi intactos al colon, donde aumentan los beneficiosos lactobacilus y las bifidobacterias. La fibra soluble y el almidón resistente cumplen la función de fabricar los ya mencionados y beneficiosos ácidos grasos de cadena corta o SCFA en el colon. Además, acidifican el colon y, de esta forma, ayudan a prevenir que crezcan las indeseables bacterias proteolíticas con sus enzimas que desequilibran la salud hormonal. La fibra soluble y el almidón resistente también favorecen el crecimiento de bacterias buenas.

## Alimentos que contienen fibra soluble

- Inulina: alcachofa, plátano y cebolla
- Pectina: higos, ciruelas, cerezas, uvas, frutos del bosque, zanahoria, pepino, apio, guisantes, remolacha, pulpa de manzana y pulpa de cítricos (si la manzana está cocida, mucho mejor)
- Fructanos: cebolla, ajo, espárragos, achicoria, alcachofa, col, coliflor, brócoli, remolacha y centeno
- Betaglucanos: setas, centeno y avena
- Lignanos: lino, sésamo, legumbres, té, cereales integrales, frutos del bosque y crucíferas. También está en frutas frescas y los frutos secos

## Alimentos para tener más almidón resistente

- Alimentos como plátano verde, plátano macho verde, boniato, yuca o tapioca, maíz cocido, cereales como el arroz largo y la avena, legumbres y patata, sobre todo la morada. Una vez cocinados y refrigerados 24 horas en la nevera, su almidón se convierte en almidón resistente, una forma de almidón no digerible y que por tanto no se puede convertir en azúcar. Este cristal de almidón pasará de largo por el intestino delgado y llegará al colon para cumplir sus funciones prebióticas. Una vez enfriados, se pueden recalentar un poco antes de consumir, pero no en exceso o perdería sus propiedades. Si se calienta a más de 140°, el almidón volverá a su forma original y se transformará en glucosa (azúcar) después de comer, que será mejor que quemes haciendo ejercicio porque de lo contrario se convertirá en grasa abdominal y triglicéridos. ¿Hasta qué temperatura los puedes recalentar? A menos de 140°.

- Existen otras fuentes comerciales de almidón resistente ya preparado, como por ejemplo el almidón de maíz o de patata (fécula de patata).

Si consumes más de estos alimentos ricos en fibra soluble y almidón resistente, en solo dos semanas conseguirás reforzar la primera línea de defensa del intestino, y te ayudarán a adelgazar y a prevenir el sobrepeso y la diabetes tipo 2, ya que aumentan bacterias de la familia de los firmicutes como *Faecalibacterium prausnitzii* y *Roseburia intestinalis*. Cuando realices un test de disbiosis intestinal, podrás valorar cómo tienes estas bacterias y si te conviene o no consumir estos magníficos alimentos prebióticos.

La microbiota y los polifenoles que provienen de la dieta se necesitan mutuamente: cuando consumes polifenoles, aumentas la diversidad de la microbiota (bacterias) que habita en el colon, y la microbiota activa aún más a los polifenoles para que puedan proporcionarte grandes beneficios, pues ejercen una acción antioxidante y antiinflamatoria, frenan la enzima aromatasa (ya verás lo importante que es para tus estrógenos), frenan el crecimiento de tejidos cancerígenos, aumentan los ácidos grasos de cadena corta o SCFA, frenan las enzimas sulfatasas y beta-glucuronidasas y, por tanto, ayudan al equilibrio hormonal.

## Alimentos que contienen polifenoles

- Cacao (chocolate con un 80% de cacao o más)
- Verduras: ajo, cebolla, crucíferas, tomate, rábano, apio, puerro, col, endivia y remolacha
- Frutas: frutos rojos o del bosque (grosella, arándano, frambuesa), manzana, granada, uva, mangostán, frutas cítricas (naranja, pomelo, limón, mandarina)

- Trigo sarraceno
- Bebidas: vino, café, té verde, lúpulo de la cerveza
- Aceitunas y aceite de oliva
- Frutos secos y semillas: nueces, cacahuetes, almendras, pistachos, lino, sésamo
- Otros: kudzu, hierbas aromáticas y especias picantes

Ya que hemos hablado tanto de los ácidos grasos de cadena corta, podemos mencionar brevemente sus beneficios, así te convencerás de lo saludable que es aumentar el consumo de fibra y almidón resistente en tu dieta.

## Beneficios de los SCFA

- Mejoran la motilidad intestinal.
- Mantienen íntegra la pared intestinal para que cumpla la función de barrera y evite la entrada de toxinas al organismo.
- Son antimicrobianos, así que reducen los microorganismos patógenos intestinales (parásitos, bacterias proteolíticas, hongos, etc.).
- Aumentan las bacterias beneficiosas del intestino.
- Ayudan a tener sensación de saciedad y a controlar los niveles de azúcar en sangre.
- Estimulan la quema de grasas y reducen el colesterol.
- Mejoran la fabricación de serotonina, la hormona de la felicidad.
- Mejoran la salud emocional y mental.

## 2. Mejora el aporte de probióticos

Los probióticos son microorganismos o bacterias vivas que puedes tomar en forma de alimento fermentado o en cápsulas como un suplemento.

Para que en tu dieta no falten los probióticos, intenta consumir cada día uno o varios de los siguientes alimentos porque te ayudarán a aumentar la diversidad bacteriana (más bacterias y de diferentes familias) y a recuperar el equilibrio hormonal.

### Alimentos probióticos

- Té kombucha fermentado
- Kéfir de agua, de oveja o de cabra
- Yogur y queso de oveja y de cabra
- Chucrut
- Kimchi coreano (ayuda a detoxificar pesticidas de los alimentos)
- Cacao (chocolate negro con más de 80% de cacao)
- Yogur de soja
- Miso
- Tempeh
- Salsa de soja
- Encurtidos: remolacha, zanahoria, col y otros vegetales en envase de cristal

¡Vigila que no sea solo chocolate lo que vayas a incorporar!

Tanto los alimentos prebióticos como los probióticos ayudan a mantener el pH del colon en niveles normales. El pH del colon debería estar entre 5,8 y 6,4. Niveles bajos indican acidez (que es bueno, pero sin pasarnos) y niveles altos indican que el medio intestinal está alcalino y por lo tanto no puede protegerte de la invasión de patógenos.

Una forma de saber si te estás pasando en el consumo de alimentos o de suplementos prebióticos y probióticos es observando tus heces. Si son pastosas o diarreicas y te sientes hinchado a causa de un exceso de gas, deberías suspender el suplemento y reducir la ingesta de alimentos fermentados. Esto suele ocurrir cuando existe un sobrecrecimiento de bacterias en el intestino delgado, y desde luego, si ya hay bacterias en exceso, no conviene añadir más. Si te identificas con esta sintomatología después de tomar té kombucha, miso, kéfir o cualquier otro alimento fermentado, o cuando tomas una cápsula de probióticos, debes consultar con un experto en salud intestinal, ya sea psiconeuroinmunólogo o médico integrativo, para resolver este problema.

En caso de que hayas realizado el test de disbiosis intestinal, revisa en los resultados qué pH tiene tu intestino y sabrás si necesitas tomar más prebióticos y probióticos. La selección de un suplemento es importante hacerla con la ayuda de un experto pues, dependiendo de cada caso y de cada resultado del test de disbiosis, se podrá ajustar mejor la recomendación del tipo de familias de bacterias que conviene suplementar. Observa también en los resultados de tu análisis los niveles de la bacteria *Akkermansia muciniphila*, ya que representa un marcador de la salud intestinal y metabólica (ayuda a prevenir la diabetes, el sobrepeso y la obesidad), y es un valor que conviene mantener con buenos niveles, algo que se puede conseguir con alimentos ricos en polifenoles.

Como comentamos antes, las bacterias intestinales son las encargadas de degradar aquellos hidratos de carbono que no podemos digerir (fibras y almidón resistente) y convertirlos en ácidos grasos de cadena corta (SCFA: butirato, propionato, acetato), que nos protegen frente a patógenos y ayudan a mantener el equilibrio.

El propionato y el butirato ayudan a producir glucosa en el intestino, ¡imagina que a través de la fibra que comes ya consigues energía para tu cuerpo sin engordar! Esto lo hacen las bacterias activando el gen IGN, que hará que no sientas ansiedad por comer y también ayuda a la regulación de la insulina. Por eso te propongo aumentar los alimentos que nos ayudan a su producción.

## Alimentos que aumentan la producción de propionato en el colon

- Naranja
- Judía verde
- Col
- Zanahoria
- Avena
- Boniato
- Calabaza
- Remolacha
- Manzana
- Pera
- Plátano
- Limón
- Ciruela
- Mandarina
- Arándanos
- Grosella
- Uva
- Membrillo

## Alimentos que aumentan la producción de butirato en el colon

- Bardana
- Tupinambo
- Diente de león
- Achicoria
- Yacón
- Cebolla
- Puerro
- Ajo
- Alcachofa
- Espárrago
- Plátano
- Centeno
- Plátano macho
- Legumbres en frío

## *3. Mejora tus niveles de vitamina D*

La naturaleza es perfecta y gracias a los rayos UVB del sol nuestra piel puede producir de forma natural la vitamina D, que tiene la capacidad de mejorar la salud intestinal y mucho más.

Debemos evitar el déficit de vitamina D, ya que facilita el crecimiento de bacterias indeseables. Los valores óptimos están entre 40-100 ng/ml de vitamina D-25-OH. La forma más rápida, efectiva y económica de obtener vitamina D es que nuestra piel reciba los rayos del sol a diario; aprovecha para que el rato que dediques a la relajación, el deporte o el ocio sea durante el día y al aire libre. Ten en cuenta que los niveles de vitamina D suelen ser bajos en pacientes con sobrepeso, enfermedades autoinmunes e inflamatorias.

Muchas veces tomar el sol durante media hora al día no es suficiente para conseguir unos buenos niveles de vitamina D, sobre todo para personas con sobrepeso u obesidad. En estos casos se recomienda el uso de un suplemento de vitamina D.

### Beneficios de la vitamina D sobre la microbiota

- Disminuye las bacterias patógenas proteolíticas, que fabrican enzimas que boicotean la salud intestinal (sulfatasas y glucuronidasas).
- Aumenta las bacteroidetes.
- Aumenta la diversidad bacteriana.
- Mejora las defensas aumentando las células del sistema inmune llamadas «linfocitos T8», que ayudan a matar virus.
- Ayuda a eliminar patógenos en el intestino, pues activa células del intestino que tienen capacidad antimicrobiana.

## *4. Realiza actividad física*

- Ejercicio de baja intensidad: provoca una reducción del tiempo de tránsito fecal, evitando el estreñimiento y, por lo tanto, disminuyendo el tiempo de contacto de los patógenos con la capa mucosa de nuestro intestino, por lo que previene las enfermedades inflamatorias intestinales, los divertículos y el cáncer de colon.
- Ejercicio físico de resistencia: provoca el aumento de la actividad del sistema nervioso simpático SNS (hormonas del estrés) y una reducción del 80 % de la circulación sanguínea esplácnica basal, que conlleva una peor irrigación sanguínea del sistema digestivo y un aumento de la permeabilidad intestinal, seguida de sus consecuencias.
- Ejercicio físico voluntario: determina la variación en la composición de nuestra microbiota, provoca el aumento de la concentración de butirato y un mayor diámetro del ciego del colon. Este aumento del butirato reduce la activación del NF-kappa-beta de las células del colon protegiéndolo de inflamaciones y del cáncer de colon.

En estudios realizados en ratas se ha visto que cuanto mayor es la distancia recorrida, mayores son las cantidades de bacteroidetes que tienen respeto a los firmicutes. Así, en las ratas delgadas, se consigue prevenir la obesidad aun estando sometidas a una dieta alta en grasas.

Al margen de la dieta, el ejercicio físico condiciona un microbioma antiinflamatorio único, rico en *Faecalibacterium prausnitzii*, que son las bacterias productoras de butirato, el cual protege la integridad de la mucosa intestinal.

## *5. Controla algunos componentes de tu dieta*

Existen alimentos que contienen compuestos que no siempre son saludables para el intestino. Vamos a mencionar algunos para que intentes reducirlos o eliminarlos de tu dieta:

- Fructanos: fermentan al llegar al colon y pueden producir muchos gases, heces pastosas, hinchazón y espasmos. Evita el trigo, pues tiene alto contenido de fructanos.
- Fitatos: se consideran antinutrientes que impiden la absorción de calcio, zinc, hierro y magnesio. Se encuentran en: cereales integrales, soja, maíz, frutos secos y semillas. La recomendación es remojar los frutos secos y las semillas antes de consumirlos para eliminar el exceso de fitatos, y que el pan sea de fermentación larga y hecho con masa madre.
- Lectinas: reducen la protección intestinal y la capa mucosa, aumentan la permeabilidad y cambian la estructura de las vellosidades intestinales. Se encuentran en: legumbres, frutos secos, semillas y cereales integrales. Con un buen remojo previo a la cocción, gran parte de las lectinas desaparece.
- Inhibidores de la amilasa tripsina: es una proteína que no podemos digerir y aumenta los receptores del sistema inmunitario que inician un proceso inflamatorio, aumentando también la permeabilidad intestinal y las firmicutes de la microbiota. Se encuentra en los cereales que tienen gluten: trigo, Kamut®, espelta, centeno, cebada.

Ahora que ya conoces los trucos para mejorar tu salud intestinal equilibrando tu microbiota, ten en cuenta y evita los siguientes factores que podrían empeorarla.

## ¿Qué factores empeoran o provocan desequilibrio de la microbiota?

Además de aportar alimentos buenos para que mejore tu microbiota, debes evitar sustancias que resultan tóxicas para la salud intestinal y provocan desequilibrios. Veamos qué debes evitar para que tu microbiota no se vea afectada negativamente.

## 1. Tóxicos ambientales (xenobióticos)

Los xenobióticos son sustancias tóxicas que se encuentran principalmente en pesticidas, plásticos, cosméticos y materiales industriales con los que tenemos contacto. Los principales son bisfenol A (BPA), PET, PVC y DEHP, triclosán, sustancias fluoradas, PCB (todos explicados en detalle en *Transforma tu salud*). También se consideran xenobióticos los metales pesados como el mercurio, el plomo, el cadmio y el arsénico.

En el intestino, las bacterias encargadas de reducir los xenobióticos son los firmicutes. Estas bacterias ayudan a eliminarlos, así que cuanto más expuesto estés a estas sustancias, más firmicutes vas a tener y por tanto más riesgo de sobrepeso y obesidad.

**Recomendaciones:** consumir alimentos sin aditivos ni contaminantes, no calentar la comida en el microondas en envases de plástico, no beber agua rellenando una botella de plástico ni dejarla expuesta al sol, beber agua filtrada por ósmosis, pasarte a la cosmética natural y, en la cafetería, mejor tomarse el café o la infusión en taza de cerámica o vaso de cristal.

## 2. Alcohol

El alcohol altera la microbiota, pues provoca sobrecrecimiento bacteriano (SIBO) y aumenta los estrógenos: estradiol (E2) y estrona (E1). Además, el alcohol afecta a la salud hormonal: con solo un vasito de vino de 100 ml/día ya estás aumentando los estrógenos.

**Recomendación:** no consumir alcohol de forma habitual.

### *3. Antibióticos*

Después de tomar antibióticos se reducen las bacterias malas, pero también las buenas, con lo que la microbiota queda desequilibrada y estamos expuestos a padecer con más facilidad infecciones por hongos o parásitos.

Los antibióticos son una buena opción en caso de tener sobrecrecimiento bacteriano, pero su uso repetido acabará con la diversidad bacteriana que deseamos conseguir.

**Recomendación:** evitar el uso de antibióticos de farmacia y buscar, si es posible, alternativas naturales con la ayuda de un médico integrativo o psiconeuroinmunólogo.

### *4. Tener mucha grasa acumulada*

Perder peso mejora las inflamaciones y, a nivel intestinal, la relación firmicutes/bacteroidetes. Recuerda que debes tener menos firmicutes que bacteroidetes, y esta relación está invertida en personas con sobrepeso y obesidad.

**Recomendación:** conseguir una reducción de la grasa abdominal cambiando tu alimentación con ayuda de un(a) nutricionista y realizando actividad física.

Como puedes observar, tener un intestino saludable te aportará múltiples beneficios y equilibrar tus hormonas depende en gran parte de este equilibrio intestinal. Hasta aquí tienes muchos consejos para poner en práctica, pero no intentes incorporar todas las recomendaciones a la vez, sino hacer cambios progresivos que puedas mantener a largo plazo. Verás cómo comienza a cambiar tu lista de la compra y el menú semanal, y cómo se reflejan estos cambios en tus digestiones, tu estado de ánimo, tus síntomas hormonales y tu bienestar general.

¡Ánimo! El reto de cuidarte acaba de comenzar...

## Analíticas recomendadas para conocer tu salud intestinal

- Heces: Disbiosis intestinal
- Orina: AL organics
- Aliento: Bactitol en H+ y Metano

## Lista de alimentos a evitar para una buena salud intestinal

- Los alimentos procesados, los ricos en azúcares, los refinados y el alcohol.
- Modera la carne roja, máximo una vez por semana.
- No abuses del trigo y el centeno pues tienen alto contenido de fructanos.
- Remoja legumbres, cereales integrales, soja, maíz, frutos secos y semillas durante 24 horas para eliminar al máximo los fitatos y las lectinas.
- Recuerda que los inhibidores de la amilasa tripsina están en los cereales que llevan gluten: trigo, Kamut®, espelta, centeno y cebada.

## Lista de alimentos recomendados para una buena salud intestinal

- Agua filtrada con agua de mar, en una proporción de 3/1
- Trigo sarraceno, arroz largo, avena, legumbres
- Bebidas: vino, café, té verde, lúpulo de la cerveza
- Aceitunas y aceite de oliva
- Frutos secos y semillas: nueces, cacahuetes, almendras, pistachos, lino, sésamo
- Otros: kudzu, hierbas aromáticas y especias picantes

- Aumenta estos vegetales en especial:
  - Judía verde
  - Zanahoria
  - Boniato
  - Calabaza
  - Remolacha
  - Tomate
  - Setas
  - Yuca
  - Maíz cocido
  - Crucíferas: brócoli, col, coliflor, coles de Bruselas, etc.
  - Rábanos
  - Apio
  - Pepino
  - Endivia
  - Bardana
  - Tupinambo
  - Diente de león
  - Achicoria
  - Yacón
  - Cebolla
  - Puerro
  - Ajo
  - Alcachofa
  - Espárrago

- Aumenta estas frutas en especial:
  - Plátano
  - Plátano macho
  - Manzana
  - Naranja
  - Pera

- Limón
- Ciruela
- Mandarina
- Arándanos
- Grosella
- Frambuesas
- Higos
- Cerezas
- Uva
- Membrillo
- Granada
- Mangostán

- Aumenta los alimentos probióticos como:
  - Té kombucha fermentado
  - Kéfir
  - Yogur y queso de oveja y de cabra
  - Chucrut
  - Kimchi coreano (ayuda a detoxificar pesticidas de los alimentos)
  - Cacao (chocolate negro con más de 80% de cacao)
  - Miso
  - Tempeh
  - Salsa de soja
  - Encurtidos: remolacha, zanahoria, col y otros vegetales en envase de cristal

# Menú y recetas para mejorar la salud intestinal

# Menú para mejorar la salud intestinal

| | Lunes | Martes | Miércoles |
|---|---|---|---|
| **DESAYUNO** | 1. Infusión de diente de león con zumo de granada<br>2. Pan de plátano macho | Macedonia de frutas propiónicas | Rebanadas de trigo sarraceno con manteca de coco y compota de manzana |
| **COMIDA** | 1. Trinxat de la Cerdanya con boniato<br>2. Butifarra esparracada | 1. Alcachofas con menta y ajo<br>2. Calamares con patatas | 1. Ensalada de legumbres<br>2. Boquerones en vinagre de manzana |
| **CENA** | 1. Puré de manzana verde y chirivía<br>2. Cola de rape a la plancha | Sopa de cebolla con huevo | 1. Vichyssoise de puerro y col kale<br>2. Atún al horno con pimientos asados |

Todas las elaboraciones que incluyen patatas, boniatos, yuca, tupinambo, legumbres y arroz están hechas con 24 horas de antelación (yo preparo unas cuantas raciones el domingo y las guardo en táperes de cristal en la nevera, así las tengo listas para toda la semana).

| Jueves | Viernes | Sábado | Domingo |
|---|---|---|---|
| Hummus con palitos de zanahoria y judía verde al dente | Plátano con manteca de coco y cacao (en sartén) | Kéfir de cabra con mezcla de semillas trituradas y remojadas previamente | Arroz con bebida de avellanas (el arroz con leche sin lácteo) |
| 1. Tomates y manzana asada<br>2. Merluza al horno con limón y romero | 1. Crema de calabaza con menta<br>2. Hamburguesa de ternera con cebolla | 1. Ensalada con arroz<br>2. Pulpo a la plancha y pimentón picante | 1. Tomate aliñado con ajo negro<br>2. Crema de lentejas rojas, cebolla y calabaza |
| 1. Crema de calabaza con canela<br>2. Pollo macerado con albahaca y limón | 1. Crema de patata, puerro y col kale<br>2. Sepia a la plancha | 1. Espárragos con gambitas<br>2. Tiras de pollo con guacamole | 1. Wok de verduras crujientes<br>2. Albóndigas con tomate y tupinambo |

## Crema de calabaza con canela

### Ingredientes

1 vaso de puré de calabaza
½ vaso de manteca de coco
Canela en polvo al gusto

### Elaboración

1. Mezclar todos los ingredientes y calentar a fuego lento.

2. Se puede añadir agua o caldo hasta conseguir la textura deseada.

## Macedonia de frutas propiónicas

### Ingredientes

Naranja
Manzana
Pera
Plátano
Zumo de limón
Zumo de remolacha

### Elaboración

1. Cortar y mezclar todos los ingredientes al gusto.

## Pan de plátano macho

### Ingredientes

1 plátano macho
2 huevos
Especias al gusto: orégano, tomillo, etc.

Ten en cuenta que si quieres un pan dulce el plátano macho tendrá que estar maduro, y si quieres un pan más salado elige un plátano macho bien verde.

### Elaboración

1. Triturar todos los ingredientes. Ponerlos en un molde lo bastante alto para que sobren 2 cm por encima de donde llega la masa.

2. Meter en el horno a 180° durante unos 30 minutos.

3. Servir cuando se haya enfriado.

## Alcachofas con menta y ajo

### Ingredientes

4 alcachofas
Hojas de menta
1 diente de ajo
Aceite de oliva virgen, sal sin refinar, pimienta

### Elaboración

1. Desechar las hojas más oscuras de las alcachofas y cortar en cuartos.

2. En una sartén, con un chorrito de aceite, cocinar unos 7-10 minutos.

Para la salsa: mezclar todos los ingredientes en un mortero y extender por encima de las hojas y el corazón de las alcachofas.

# Puré de manzana verde y chirivía

## Ingredientes

1 chirivía
1 patata
1 manzana verde
1 cebolla dulce
1 cucharada de postre de ghee
Jengibre fresco al gusto
Aceite de oliva virgen, sal sin refinar, pimienta

## Elaboración

1. Cortar la cebolla en medias lunas, la manzana en daditos y el jengibre (para empezar, te aconsejo que pruebes con un trozo pequeño, pues tiene un sabor potente y si no te gusta puede amargarte el plato).

2. Rehogar los ingredientes con el ghee y un poco de sal.

3. Añadir un poco de agua y que hierva 5 minutos (si la patata ya la tenías preparada) o 15 minutos (si la cueces en ese momento).

4. Por último, triturar y servir.

Recuerda que la patata y la chirivía las tendrás en un táper en el frigorífico, o también puedes preparar la crema el día anterior.

## Vichyssoise de puerro y col kale

### Ingredientes

2 patatas medianas
2 hojas de col kale
1 puerro
Agua filtrada
Aceite de oliva virgen, sal sin refinar, pimienta
1 puñado de almendra laminada

### Elaboración

1. Cortar el puerro en medias lunas y ponerlo con una cucharada de aceite virgen en la cazuela hasta que empiece a ser transparente.

2. Añadir las patatas cortadas y cubrir con agua hasta la mitad. Dejar hervir durante 15 minutos (si las patatas ya están hechas, con 5 minutos es suficiente).

3. Añadir sal y pimienta y la col kale cortadita fina.

4. Triturar todo hasta tener una masa homogénea.

5. Decorar con las almendras.

Recuerda que la patata y la chirivía las tendrás en un táper en el frigorífico, o también puedes preparar la crema el día anterior.

# Calamares con patatas

## Ingredientes

1 calamar
1 patata mediana
1 cebolla
½ diente de ajo
½ hoja de laurel
Sal, comino, pimienta y nuez moscada al gusto

## Elaboración

1. Cortar la cebolla y el ajo finos y echarlos con una cucharada de aceite de oliva virgen en la cazuela hasta que la cebolla empiece a quedar transparente.

2. Añadir el calamar y rehogarlo unos minutos.

3. Cubrir con agua y que hierva durante 10 minutos.

4. Añadir la patata cortada en dados, el laurel y las especias.

5. Cubrir con agua y dejar hervir 20 minutos más.

# 2

# Alcanza el equilibrio hormonal

Nuestras hormonas sexuales (estrógenos, progesterona y testosterona) tienen funciones muy claras y necesarias para el organismo, pero un desequilibrio entre ellas puede desencadenar diferentes síntomas y problemas de salud que, de no detectarse a tiempo, podrían convertirse en enfermedades crónicas como las autoinmunes: diabetes, cáncer, endometriosis, sobrepeso u obesidad.

Durante el ciclo menstrual hay cambios en los niveles de hormonas sexuales y estos cambios están íntimamente relacionados con el estado de ánimo, la digestión, la función cognitiva, la inmunidad, el apetito, la libido y los hábitos de sueño, entre otros factores; así que cuanto más intensos sean los síntomas que sientes a lo largo del ciclo menstrual, mayor será el desequilibrio de tus hormonas.

Seguro que conoces a mujeres que no tienen ningún síntoma y se sienten todo el mes prácticamente igual, y también a otras que, por el contrario, notan cambios importantes en su estado de ánimo, se sienten irritables y deprimidas en los días previos, su tránsito intestinal mejora cuando les llega la regla y están eufóricas cuando ha pasado. En realidad, las mujeres han normalizado los síntomas que van sintiendo a lo largo del ciclo menstrual, incluso el dolor menstrual, y la irregularidad del ciclo, la ansiedad y el estreñimiento ya es parte de sus vidas.

Este capítulo te ayuda a comprender mejor cada una de tus hormonas, sus funciones, los beneficios que tienen y los problemas que pueden ocasionar cuando hay exceso o déficit de ellas. Comenzaremos hablando de la progesterona, la hormona femenina que ayuda a regular el ciclo menstrual y a equilibrar el exceso de estrógenos; es clave durante el embarazo y ayuda a producir el GABA, el neurotransmisor de la calma y la relajación. ¿Estás de los nervios y deprimida desde la ovulación hasta que te llega la regla?, ¿tus ciclos menstruales son cortos o has sufrido abortos en el primer trimestre de embarazo? Posiblemente tengas déficit de esta hormona. Lo primero que tienes que hacer es asegurarte de si este es tu problema y luego resolverlo de forma natural.

Los estrógenos ocuparán gran parte de este capítulo ya que el desequilibrio más común entre las mujeres es el exceso de estrógenos, ya sea por predisposición genética (recuerda la longitud de tu dedo índice) o por falta de progesterona. El exceso de estrógenos puede deberse a que la enzima aromatasa tiene mucha actividad o a que hay un aumento de los mismos a través de la alimentación, los tóxicos ambientales, las pastillas anticonceptivas y no se consiguen eliminar a través del hígado o el intestino.

Pero los estrógenos no siempre están en exceso. Las mujeres cuyos estrógenos están en equilibrio no notan apenas los cambios durante el ciclo menstrual. Durante la fase folicular, que es cuando hay mayor nivel de estrógenos, se sienten felices, productivas, tienen mejor libido (gracias a un buen nivel del neurotransmisor serotonina), y enferman menos, tienen buenas digestiones y apenas notan dolor menstrual; tampoco tienen mamas fibrosas o miomas. ¿A que estaría muy bien obtener de los estrógenos solo sus beneficios?

Los estrógenos tienen transportadores y receptores que puedes aprender a modular a tu favor para recuperar el equilibrio hormonal. Además, en el capítulo dedicado al hígado, conocerás las estrategias para limpiar los «embudos» que ayudan a la detoxificación hormonal, y más adelante encontrarás consejos para ayudar a tu intestino a deshacerse de este exceso.

La testosterona es una hormona predominantemente masculina, pero en la mujer tiene efectos protectores a nivel óseo y es fundamental para la función sexual. Un desequilibrio en esta hormona (cuarto dedo más largo) o una dieta abundante en azúcares, lácteos y harinas refinadas, podría llevarte a tener síntomas como ovarios poliquísticos, exceso de vello, piel y pelo grasiento y acumulación de grasa en la zona abdominal.

Durante la menopausia hay una caída en los niveles de estrógenos y de progesterona y la mujer puede notar que le faltan los efectos beneficiosos de estas hormonas, así como una disminución de serotonina y de los niveles de GABA, por lo que experimenta ansiedad, depresión, insomnio, sensibilidad al dolor, sofocos; además de problemas óseos, metabólicos y cognitivos por la falta de protección de los estrógenos. También durante la menopausia pueden ocurrir cambios inesperados si hay acumulación de estrógenos o exceso tanto de estrógenos como de testosterona: muchas mujeres en etapa perimenopáusica comienzan a tener signos androgénicos como hirsutismo, ovarios poliquísticos, problemas de peso y grasa abdominal; esto podría deberse a la resistencia a la insulina, una condición que hará que tengas más hormonas masculinas y más actividad de la enzima que fabrica estrógenos a partir de los andrógenos: la aromatasa. En estas condiciones aumenta el riesgo de cáncer de mama y de útero.

Como ves, el delicado equilibrio entre las hormonas es vital para gozar de una vida plena durante la edad fértil y la menopausia. Parece complejo, pero es posible conseguirlo y en este capítulo encontrarás las herramientas para hacerlo.

¡Información, analíticas, listas de alimentos, menú semanal y recetas! Todo lo que necesitas para equilibrar tu salud hormonal.

# La progesterona

La progesterona es una hormona sexual que se fabrica principalmente en los ovarios después de la ovulación, durante la fase lútea. El cuerpo lúteo se forma cuando se rompe el folículo y se libera el óvulo, y entonces comienza la producción de progesterona.

Aunque la progesterona se produce durante todo el mes, los niveles aumentan tras la ovulación del día 14 y alcanza su nivel máximo el día 21 del ciclo menstrual. Si después de la ovulación los niveles de progesterona aumentan poco o disminuyen de forma brusca a los pocos días, la regla vendrá antes de tiempo y el ciclo menstrual será más corto.

La progesterona sirve para equilibrar los efectos de los estrógenos, por lo que es clave para mantener el equilibrio hormonal.

## Características de la progesterona

- Mantiene la capa de endometrio o revestimiento del útero, donde se prepara un posible embarazo. Si no hay embarazo, los niveles de progesterona caen, dando lugar al sangrado menstrual.
- Si el óvulo es fecundado, es decir, si hay embarazo, los niveles de progesterona aumentan para mantener el endometrio intacto durante toda la gestación y se mantiene así hasta que, en la semana 6-8 de embarazo, la placenta la releva para seguir cumpliendo esta función. Por eso es muy importante favorecer los niveles de progesterona en el primer trimestre del embarazo.
- Se fabrica a partir del colesterol, por lo tanto no es bueno tener unos niveles de colesterol por debajo de 170. Deben estar entre 170 y 220 para que ayude a fabricar esta hormona.
- Tiene efecto calmante y relajante, pues estimula el receptor que capta la información de un mensajero del cerebro llamado GABA. Por esta razón, las chicas que tienen ciclos menstruales cortos (menos de 25 días) u ovarios poliquísticos son más nerviosas e impacientes.

Para tener una buena salud hormonal, los estrógenos y la progesterona deben estar en equilibrio o, mejor dicho, pesando lo mismo en la balanza. La progesterona tiene efectos beneficiosos opuestos a los del exceso de estrógenos, tales como:

- Reduce la actividad proliferativa de los estrógenos; es decir, evita el crecimiento exagerado de los tejidos.
- Disminuye el riesgo de sufrir cáncer de próstata.
- Mejora la sensación de ansiedad, angustia, dolor o miedo.
- Frena la actividad inmunoestimuladora de los estrógenos, así que previene enfermedades autoinmunes.
- Reduce la actividad de los receptores de estrógenos, que son las moléculas que les permiten actuar en los diferentes órganos y tejidos.
- Frena la aromatasa (enzima que fabrica más estrógenos en el tejido graso).
- Reduce la histamina, a diferencia de los estrógenos que la aumentan.
- Mejora los problemas digestivos como el colon irritable.
- Reduce la inflamación.
- Reduce la apnea del sueño.
- Previene la muerte de las células.
- Normaliza los coágulos menstruales.
- Ayuda a asimilar el zinc, a diferencia de los estrógenos que impiden su absorción.
- Es una hormona diurética, previene que tengas retención de líquidos.

Durante el embarazo, la progesterona juega un papel muy importante ya que está implicada en tres acciones fundamentales:

- Regula el sistema inmune y lleva a las células de la inmunidad por la ruta que permite el mantenimiento del embarazo (la ruta Th2), evitando el aborto.
- Facilita la función de la tiroides. Si las hormonas de la tiroides no funcionan bien, habrá problemas de fertilidad y posibles abortos.
- Mejora el flujo de sangre hacia el endometrio y mantiene el revestimiento del útero, preparándolo para acoger el óvulo fecundado en caso de embarazo.

En la siguiente tabla se resumen los beneficios de gozar de unos niveles adecuados de progesterona.

## Beneficios de la progesterona

| | |
|---|---|
| **La progesterona nos ayuda a prevenir** | ▸ Mamas fibroquísticas<br>▸ Cáncer de endometrio y de mama<br>▸ Dolores de cabeza cíclicos<br>▸ Cólicos menstruales, el dolor premenstrual y los calambres y la sensibilidad en las mamas<br>▸ Enfermedades autoinmunes<br>▸ Enfermedades cardiovasculares<br>▸ Colon irritable<br>▸ Alergias<br>▸ Inflamación |

| **La progesterona nos ayuda a** | ▸ Mejorar la vascularización del endometrio<br>▸ Mejorar la reproducción y la fertilidad<br>▸ Mejorar el estado de ánimo, actúa como ansiolítico natural<br>▸ Reducir el hambre y dar sensación de saciedad<br>▸ Relajar el útero<br>▸ Mejorar la memoria<br>▸ Quemar grasa<br>▸ Mejorar las enzimas o los embudos de la sulfatación<br>▸ Mejorar la libido<br>▸ Mejorar los huesos<br>▸ Controlar el estrés |
|---|---|

## ¿Te falta progesterona?

¿Tu ciclo dura menos de 25 días? ¿Eres friolera? ¿Sufres de ansiedad, fobias o nerviosismo? ¿Retienes líquidos? Posiblemente te falta progesterona. Revisa los siguientes síntomas para confirmarlo:

- Ciclo menstrual corto: tienes la regla cada 25 días o menos.
- Pérdidas de sangre en la fase lútea (entre la ovulación, que se da el día 14 del ciclo, y la menstruación) o en los tres primeros meses de embarazo.
- Temperatura corporal baja. En condiciones óptimas, la temperatura corporal, tomada por la mañana antes de levantarte, tendría que aumentar entre 0,3 y 0,5 °C en la segunda mitad del ciclo (entre la ovulación y la menstruación).
- Pérdidas de sangre de color marrón durante tres días o más antes de la menstruación.
- Dolor de regla, de mamas o lumbar.
- Sangrado muy abundante, miomas, mamas fibrosas o endometriosis.

- Ansiedad, que puede producir insomnio, irritabilidad, bruxismo (rechinamiento de los dientes, sobre todo durante el sueño) en la fase lútea.
- Dificultad para quedarte embarazada.
- Sufrir abortos durante las primeras semanas de embarazo.

## ¿Cómo puedes comprobar tus niveles de progesterona?

- Solicita un análisis de FSH y LH el día 4 del ciclo menstrual y comprueba si el valor de la FSH es superior al de la LH. ¿Por qué? Porque para una buena formación del cuerpo lúteo es necesario que el folículo haya madurado bien, y una forma de saberlo es teniendo más FSH que LH los últimos días de la regla.
- Solicita un análisis de progesterona tomando la muestra de sangre el día 21 del ciclo menstrual. ¿Por qué? Porque es cuando tendrás el pico máximo de progesterona en sangre y podrás valorar si está o no en déficit.

## ¿Y por qué te falta progesterona?

Para que se produzca un buen nivel de progesterona en el cuerpo lúteo es necesario que el folículo haya madurado bien, pero hay situaciones que impiden la maduración del folículo y por tanto son causa de que te falte progesterona:

- Estrés físico: mujeres que sufren una pérdida de peso o que practican deporte de alta competición pueden presentar un déficit de progesterona como consecuencia del estrés energético.
- Estrés emocional: la supervivencia es más importante que la reproducción. Las mujeres que han tenido o tienen mucho estrés pueden tener

déficit de progesterona ya que el colesterol, que es la materia prima para fabricarla, dará prioridad a fabricar cortisol, que es la hormona que nos ayuda a afrontar el estrés.

- Hipotiroidismo: es una de las principales causas de falta de progesterona. Si tienes el cabello y las uñas débiles, siempre sientes frío, se te adormecen las manos y/o los pies durante la noche, sufres calambres en las piernas o te notas cansada, busca apoyo profesional para revisar el estado de tu tiroides.

- Hiperprolactinemia: la prolactina es la hormona responsable de la producción de leche durante la lactancia. A veces, esta hormona puede estar en desequilibrio y producir déficit de progesterona. Si notas secreción de líquido o de leche en el pezón (sin ser madre lactante), sensibilidad en los pezones, dolor en los pechos y altibajos emocionales, puede que tengas elevados niveles de prolactina.

- Síndrome de ovarios poliquísticos: es el problema hormonal más común entre las mujeres en edad fértil y puede ser la causa de la falta de progesterona. El hirsutismo, el acné, la piel y el pelo grasientos, la pérdida de cabello en la zona central de la cabeza o la presencia de quistes en los ovarios pueden indicar al ginecólogo que existe este problema.

Si te identificas con los síntomas de baja progesterona y te han diagnosticado o sabes que tienes uno o más de los cinco problemas anteriores, debes ponerte en marcha con las recomendaciones que encontrarás a continuación.

Pero antes es importante aclarar que tener un exceso de progesterona tampoco es bueno, ya que puede producir:

- Depresión
- Falta de reflejos y de coordinación
- Fatiga

- Mayor cantidad de unas bacterias intestinales llamadas «sulfatasas», que boicotean la eliminación de estrógenos (las conocerás más adelante)

Puedes ayudar a mejorar la producción de progesterona como se indica en la siguiente tabla. Más adelante verás la lista definitiva de alimentos y suplementos que es recomendable consumir regularmente para mejorar sus niveles en sangre.

## Estrategias para mejorar la producción de progesterona

| Estrategias | Cómo conseguirlo |
|---|---|
| **1. Mejorar la circulación sanguínea** | Debes consumir alimentos y suplementos que favorezcan la producción de óxido nítrico (NO), un compuesto que tiene efecto vasodilatador, es decir, que mejora el flujo de sangre a los tejidos. De esta forma al cuerpo lúteo le llegará más sangre, oxígeno y nutrientes y así podrá producir más progesterona.<br>**Alimentos que mejoran la circulación:**<br>▸ Sandía<br>▸ Salmón salvaje<br>▸ Gambas<br>▸ Carne de animales criados en libertad<br>▸ Guisantes<br>▸ Lentejas<br>▸ Semillas de lino, de chía, de sésamo y de cáñamo, y frutos secos<br>▸ Remolacha<br>▸ Otros alimentos óptimos son las fresas, las frambuesas, la zanahoria, las espinacas, el brócoli y la col rizada |
| **2. Mejorar los niveles de colesterol** | Revisa con ayuda de un profesional tus niveles de colesterol y si lo tienes bajo (menos de 170 mg/dl) aumenta el consumo de grasas saludables en tu dieta hasta que lo tengas entre 170-220 mg/dl.<br>**Alimentos ricos en grasas saludables a comer con frecuencia:**<br>▸ Huevos<br>▸ Frutos secos y semillas<br>▸ Lácteos fermentados de cabra y oveja<br>▸ Carnes ecológicas<br>▸ Marisco y pescado azul |

| Estrategias | Cómo conseguirlo |
|---|---|
| **3. Corregir déficits nutricionales** | Algunos nutrientes son indispensables para tener buenos niveles de progesterona. Con ayuda de un profesional, revisa tus niveles de vitamina $B_6$ y zinc, y, con apoyo de un(a) nutricionista, asegúrate de que en tu dieta hay un buen aporte de ácidos grasos omega-3 y antioxidantes.<br>**Aumenta el consumo de los siguientes alimentos pues contienen estos nutrientes clave:**<br>▸ Vitamina $B_6$: carnes, pescados, patatas, plátanos<br>▸ Zinc: ostras, marisco, frutos secos, semillas, legumbres, cereales integrales<br>▸ Omega-3: pescado azul, semillas, algas...<br>▸ Antioxidantes: verduras crucíferas como el brócoli, frutas cítricas, frutos rojos (arándanos, frambuesas, fresas, grosellas), hojas verdes (espinacas, col kale, acelgas), betacarotenos como zanahorias, boniatos, calabaza... |
| **4. Reducir el estrés** | Es posible que tengas exceso de estrés físico o emocional. Si haces deporte de alta intensidad podrías plantearte realizar un ejercicio más moderado. Si tienes mucho estrés emocional o mental, intenta probar el yoga o la meditación, caminar al aire libre o cualquier actividad que te ayude a relajarte, y sobre todo duerme un mínimo de siete horas.<br>**Podrías beneficiarte del apoyo de un suplemento** como *ashwagandha, Schisandra, Rhodiola* o similar, que son plantas que mejoran la adaptación al estrés. |
| **5. Ejercicio físico** | El ejercicio físico puede aumentar la fabricación de nuevos vasos sanguíneos y mejorar la circulación sanguínea que tanto necesita el cuerpo lúteo.<br>Realizar ejercicio aeróbico 30 minutos, cinco veces a la semana, tiene un beneficio claro sobre la circulación. |
| **6. Sonreír** | Sonríe, ríete de ti mismo, de los demás, ¡y ve películas que te hagan reír! Está comprobado que reírse y ver comedias mejora la circulación porque aumenta el óxido nítrico. Sonríe y disfruta cada momento; aparte de mejorar tu circulación y la fase lútea, tener una actitud alegre te ayudará a vivir más. |
| **7. Tomar el sol** | El contacto de los rayos de sol con nuestra piel favorece la producción de vitamina D, pero además hace que la piel fabrique óxido nítrico de forma inmediata. |

**Consejos para la salud hormonal**

Toma medio vaso de zumo de remolacha al día para mejorar tus niveles de progesterona de forma natural.

Agrega cebolla a tus comidas, pero no retires muchas capas pues los nutrientes que ayudan a la salud hormonal se encuentran en las más externas.

En ocasiones puede ser necesario el uso de un suplemento para favorecer el aumento de la progesterona. Un buen especialista en psiconeuroinmunoendocrinología (PNIE) podrá ayudarte a seleccionar la opción que mejor se adapte a tu caso.

Estudios científicos han demostrado que los siguientes suplementos nutricionales tienen un efecto positivo sobre los niveles de progesterona:

## Suplementos que ayudan a mejorar los niveles de progesterona

- Vitamina C: mejora el óxido nítrico, por lo tanto mejora la circulación y el flujo de sangre en el cuerpo lúteo, que es donde se fabrica la progesterona.
- Vitamina E: aumenta la progesterona un 67% e incrementa el grosor del endometrio. Junto con la vitamina A, mejora también el acné.
- L-arginina: aumenta la progesterona, y si se toma con la vitamina E mejora el grosor del endometrio y la circulación sanguínea.
- Vitamina $B_6$: puede ayudar a mejorar el síndrome premenstrual ya que reduce los estrógenos y aumenta la progesterona.
- *Cimicifuga racemosa* (*cohosh* negro): estimula la maduración del folículo, aumenta la progesterona en la fase lútea y mejora la fertilidad.

- Melatonina: aumenta los niveles de progesterona, y es muy adecuada si además sufres de insomnio.
- *Vitex agnus-castus*: ayuda a prolongar la fase lútea, sobre todo si la falta de progesterona va acompañada de sensibilidad en las mamas y los pezones.

Si resuelves la causa que te provoca una fase lútea corta y equilibras la progesterona, transformarás tu salud, evitarás tomar antidepresivos, descansarás mejor, evitarás los dolores crónicos, recuperarás la libido, los dolores menstruales desaparecerán, dejarás de ser friolera y adelgazarás.

## Analíticas para saber cómo estás de progesterona

- FSH y LH: tomando la muestra el día 4 del ciclo menstrual
- Progesterona en sangre: tomando la muestra los días 20-22 del ciclo menstrual
- Estudio completo de hormonas tiroideas:
  - TSH
  - T4
  - T3
  - T3 reverse
  - Anticuerpos TPO y antitiroglobulina
  - Vitamina $B_6$

## Lista de alimentos que mejoran los niveles de progesterona

| Tipo de alimento | Lista de la compra |
|---|---|
| **Frutas y verduras** | Sandía<br>Plátano<br>Frutos rojos: fresas, frambuesas, arándanos, moras, etc.<br>Granada<br>Uvas con sus semillas<br>Zanahoria, calabaza, boniato<br>Espinacas y otras hojas verdes (col kale, acelgas, berros)<br>Brócoli, col rizada, otras crucíferas<br>Remolacha<br>Ajos y cebollas |
| **Carnes, pescados, huevos** | Salmón salvaje y otros pescados azules<br>Gambas y otros mariscos<br>Carne de animales criados en libertad<br>Huevos orgánicos<br>Carnes blancas de calidad |
| **Legumbres** | Guisantes<br>Lentejas |
| **Frutos secos y semillas** | Semillas de chía<br>Semillas de sésamo<br>Semillas de cáñamo<br>Semillas de calabaza<br>Todos los frutos secos |
| **Grasas saludables** | Aguacate<br>Coco<br>Aceitunas<br>Frutos secos<br>Semillas<br>Lácteos eco de cabra y oveja<br>Algas |
| **Otros** | Chocolate negro 90%, cereales integrales |

# Menú y recetas para mejorar la progesterona

# Menú para mejorar la progesterona

| | Lunes | Martes | Miércoles |
|---|---|---|---|
| **DESAYUNO** | 1. Huevos revueltos con champiñones, cebolla y tomate<br>2. Cracker de Kamut® o espelta<br>3. Té verde | 1. Porridge de copos de avena y quinoa con granada, arándanos, frutos secos y semillas<br>2. Té blanco | 1. Batido de remolacha con leche de coco<br>2. Pan de calabaza y nueces |
| **COMIDA** | 1. Muslos de pollo estofados<br>2. Arroz integral<br>3. Bol de vegetales y semillas | 1. Salmón salvaje al romero<br>2. Patatas al horno<br>3. Ensalada de hojas verdes con aguacate | 1. Gazpacho de sandía<br>2. Wok de vegetales y tiras de ternera servido con sésamo |
| **CENA** | 1. Guisantes salteados con jamón ibérico<br>2. Crema de calabaza, boniato y zanahoria con almendras | 1. Revuelto de espinacas y gambas<br>2. Bol de mijo con verduritas, anacardos y vinagreta de cúrcuma | 1. Sopa tailandesa de shiitake, pollo y brócoli<br>2. Aguacate con cilantro |

| Jueves | Viernes | Sábado | Domingo |
|---|---|---|---|
| 1. Tostada con aguacate y salmón ahumado<br>2. Sandía<br>3. Té verde | 1. Puñado de frutos secos<br>2. Batido de kéfir de cabra y frutos rojos (arándanos, fresas, moras) | 1. Crepes de trigo sarraceno con aguacate y tahín<br>2. Café con leche de almendras | 1. Macedonia de frutas rojas: uvas negras, fresas, sandía, granada, zumo de arándanos con virutas de coco<br>2. Queso fresco de cabra sobre tostada de harina de castañas |
| 1. Sardinas en escabeche<br>2. Quinoa<br>3. Salteado de vegetales | 1. Sopa de lentejas amarillas<br>2. Ensalada fría de arroz prebiótico, remolacha y vegetales frescos | 1. Atún a la plancha<br>2. Puré de patata y ghee<br>3. Crema de remolacha y coco | 1. Cazuela de mariscos<br>2. Arroz integral<br>3. Aguacate |
| 1. Hummus de remolacha con crudités de verduras<br>2. Falafel de boniato | 1. Guacamole de brócoli<br>2. Tacos de maíz eco con pollo y verduras | 1. Makis: alga wakame rellena de arroz, salmón y aguacate<br>2. Sopa de miso, algas y tofu | 1. Tortilla de patata y cebolla<br>2. Aceitunas<br>3. Queso de oveja curado, jamón ibérico de bellota<br>4. Pan de trigo sarraceno con ajo y tomate |

## Guacamole de brócoli

### Ingredientes

2 aguacates
6 flores de brócoli
1 cebolla roja pequeña
1 tomate
1 lima
1 puñado de cilantro fresco
Vinagre de manzana
Sal del Himalaya

### Elaboración

1. Picar finamente la cebolla roja y dejar en remojo con agua, una cucharada de vinagre de manzana y el zumo de media lima durante al menos 15 minutos.

2. Pelar y picar finamente el tomate y reservar en el bol donde prepararás el guacamole.

3. Abrir los aguacates, dibujar una cuadrícula de 1 cm en cada mitad con la punta de un cuchillo y sacar con la cuchara todos los cuadraditos para mezclar con el tomate, el cilantro picado, la sal y el zumo de la otra mitad de la lima.

4. Triturar y mezclar todo con la ayuda de un tenedor.

5. Hervir el brócoli durante 5 minutos, retirarlo del fuego y sumergirlo en agua fría para detener la cocción. Después picarlo finamente y añadirlo al guacamole.

6. Finalmente, escurrir la cebolla y mezclar todo con el tenedor.

7. Decorar con hojas de cilantro y una luna de lima. Puedes agregar más zumo de lima y sal por encima.

## Bol de mijo con verduritas, anacardos y vinagreta de cúrcuma

### Ingredientes

200 g de mijo
1 cebolla blanca cortada en tiras
Jengibre fresco
1 zanahoria cortada en tiras
1 taza de cabezas de brócoli
1 taza de cabezas de coliflor
½ calabacín cortado en tiras
½ pimiento rojo cortado en tiras
1 puñado de anacardos
Aceite de coco
Sal y pimienta

Vinagreta: 1 cucharada de cúrcuma, ½ cucharada de pimienta, un chorrito de aceite de oliva y el zumo de media lima.

### Elaboración

1. Cocinar a fuego medio una taza pequeña (200 g) de mijo en dos tazas (del mismo tamaño) de agua hirviendo, sal y pimienta hasta que se seque el agua.

2. Aparte, poner en una sartén una cucharada de aceite de coco y sofreír la cebolla en tiras con una cucharada de jengibre durante un par de minutos.

3. Después incorporar el resto de los vegetales y saltear durante 10 minutos a fuego medio. Cuando las verduras están «al dente», agregar los anacardos y saltear durante 1-2 minutos más.

4. Para la vinagreta, mezclar todos los ingredientes y agregar a los vegetales.

5. Remover todo y servir sobre un bol de mijo. Para terminar echar cilantro fresco por encima.

# Sopa tailandesa de shiitake, pollo y brócoli

## Ingredientes

1 pierna de pollo eco deshuesada y cortada a dados
6 setas shiitake cortadas en tiras
1 brócoli pequeño
1 cebolleta picada finamente
1 cebolla blanca picada en tiras
2 dientes de ajo picados
1 cuchara de jengibre fresco rallado
Especias: comino, cilantro, cúrcuma, pimienta negra
1 lata de leche de coco
1 cucharada de aceite de coco
300 ml de agua mineral
Sal al gusto

## Elaboración

1. En una cazuela, pochar la cebolla, la cebolleta, el jengibre y el ajo en el aceite de coco y echar un poco de sal.

2. Agregar las setas y el pollo y cocinar durante unos minutos, hasta que el pollo comience a dorarse.

3. Agregar las especias, remover y cubrir con 300 ml de agua mineral. Tapar y dejar hervir durante 20 minutos.

4. Agregar la leche de coco y dejar hervir 5 minutos más.

5. Finalmente, agregar el brócoli, apagar y tapar la cazuela hasta que el brócoli se haga al vapor.

6. Corregir de sal y servir caliente.

## Gazpacho de sandía

### Ingredientes

200 g de sandía sin semillas
200 g de fresas
1 diente de ajo
1 cebolleta pequeña
½ pimiento verde
½ pimiento rojo
1 rebanada de pan de espelta
Zumo de media lima
Vinagre de manzana
50 ml de aceite de oliva
Sal y pimienta
Agua mineral

### Elaboración

1. Meter todos los ingredientes, limpios y cortados, en una licuadora con el zumo de lima, un chorrito de vinagre, otro de aceite de oliva, el pan, la sal y la pimienta y un poco de agua, y batir hasta que la mezcla quede homogénea. Luego pasar por un colador.

2. Servir con aceite de oliva, hojas de rúcula o de espinaca baby y espolvorear semillas molidas y almendras en láminas.

# Crema de remolacha y coco

## Ingredientes

2 remolachas cocidas
1 patata
1 cebolla
1 diente de ajo
1 lata de leche de coco
1 taza de caldo de verduras
1 cucharada de aceite de coco
1 cucharada de jengibre fresco
Sal y pimienta

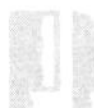

## Elaboración

1. Pochar la cebolla, el ajo y el jengibre en el aceite de coco.

2. Añadir las remolachas y la patata cortada en trozos pequeños. Rehogar un poco y añadir el caldo de verduras. Tapar y dejar hervir durante 20 minutos.

3. Agregar la leche de coco y dejar hervir 5 minutos más.

4. Retirar del fuego y triturar todo con la batidora agregando un chorrito de aceite de oliva. Servir con virutas de coco, almendra troceada y mezcla de semillas.

# Los estrógenos

## ¿Qué son los estrógenos?

Son un tipo de hormona femenina responsable del desarrollo sexual de la mujer. De ellos dependen el crecimiento de las mamas, la maduración de la vagina y el útero y que tenga lugar la menstruación. Los hombres también producen estrógenos pero en una cantidad inferior, similar a la de una mujer menopáusica.

## ¿De dónde provienen los estrógenos?

Existen dos tipos de estrógenos: los que fabrica nuestro cuerpo (endógenos) y los que provienen del entorno (exógenos).

### Tipos de estrógenos endógenos

- Estrona (E1): se forma gracias a la enzima aromatasa a partir de la hormona masculina androstendiona. Es el estrógeno predominante en la menopausia.
- Estradiol (E2): se forma a partir de la testosterona gracias a la enzima aromatasa. Es el estrógeno más potente, diez veces superior a la estrona, y predomina durante la época fértil.
- Estriol (E3): se forma a partir del metabolismo del estradiol y la estrona. Es el menos afín a los receptores de estrógenos, el menos potente y el que más rápido se elimina. Es el que predomina durante el embarazo.

La estrona y el estradiol se interconvierten el uno en el otro y son los estrógenos que circulan en mayor cantidad durante la edad fértil.

Durante la menopausia se fabrica otro tipo de estrógeno que es el resultado de la unión del E1 y los sulfatos de la fase II del hígado. Esta unión se llama «E1S», no tiene actividad biológica y al llegar al intestino podría separarse por acción de unas enzimas llamadas sulfatasas (ver p. 240), que separan el grupo sulfato de la estrona y de esta manera la dejan libre para que continúe con su actividad estrogénica. Si en el intestino no hay enzimas sulfatasas, el E1S seguirá circulando inactivo durante mucho tiempo. En cambio, si hay un exceso de enzimas sulfatasas, habrá más E1 libre y mayor actividad estrogénica, con el riesgo que esto comporta.

Más adelante verás cómo podemos reducir las sulfatasas para evitar un exceso de actividad estrogénica.

## Tipos de estrógenos exógenos

Hay diferentes sustancias químicas con las que estamos en contacto que pueden entrar en nuestro cuerpo y actuar como los estrógenos:

- **Medicamentos:** algunos medicamentos se parecen a los estrógenos y pueden producir efectos perjudiciales para nuestro cuerpo:
  - Anticonceptivos orales
  - Terapia hormonal sustitutiva
  - Tamoxifeno o raloxifeno (modula los receptores de estrógenos)
  - Ciclosporina
  - Cimetidina (se usa para tratar úlcera gástrica)

- **Tóxicos ambientales o xenoestrógenos:** se llaman también «disruptores endocrinos». Son tóxicos que tienen una estructura similar a los estrógenos y son perjudiciales:
  - Plásticos (fenoles)
  - Dioxinas
  - Hidrocarburos aromáticos
  - Herbicidas y pesticidas
  - Refrigerantes y solventes industriales
  - Hormonas para engordar el ganado o aumentar la producción de leche

- **Fitoestrógenos:** son alimentos que se unen a los receptores y tienen actividad estrogénica, aunque son menos activos. Están presentes en:
  - Lignanos
  - Isoflavonas
  - Flavonoides

Los estrógenos también pueden entrar en el cuerpo a través de alimentos como: lácteos de vaca, carnes, huevos o alcohol.

## Funciones de los estrógenos

| | Función | Efecto que provocan si están en desequilibrio |
|---|---|---|
| **En el hipotálamo** | Regulan el sueño-vigilia y la sensación de hambre y saciedad | Pueden producir insomnio y ganas de comer más, sobre todo dulce |
| **Vasodilatadores** | Regulan la temperatura corporal y ayudan a disipar el calor | Bajan la temperatura corporal, si hay exceso de estrógenos sentirás más frío de lo normal |
| **Anabólicos** | Estimulan el crecimiento de los huesos y los cartílagos | En la menopausia hay déficit de estrógenos y puedes sufrir osteoporosis |
| **Refuerzan el sistema inmune** | Ayudan a recuperarse más fácilmente de las infecciones | Si hay exceso de estrógenos se puede hiperactivar el sistema inmune dando lugar a enfermedades autoinmunes |
| **Feminización del cuerpo** | El estradiol es responsable del desarrollo de los pechos, del crecimiento del endometrio, de lubricar la vagina y de iniciar la ovulación | |

## Las mujeres y los estrógenos

Durante la menopausia o después de la ovulación (día 14 del ciclo) hay una caída de estrógenos y es posible experimentar dolor de cabeza o migraña, insomnio, cansancio, alteración de la temperatura corporal y ansiedad por comer.

### Sabrás que tienes exceso de estrógenos si...

- Estás más impaciente que nunca. Lo quieres todo al momento.
- Sientes hinchazón en los senos, los tienes más grandes.
- Tienes las mamas fibrosas.
- No puedes ponerte las sortijas ni los zapatos.
- Estás muy mandona.
- Estás muy cansada.
- Sufres contracturas y calambres.
- Tienes irregularidad menstrual.
- Durante la menstruación, tienes coágulos bastante grandes, sangrados muy abundantes y largos (de más de seis días).
- Estás engordando y no sabes por qué.
- Tienes piedras en la vesícula biliar.
- Sufres dolor menstrual.
- Crees que tienes el segundo dedo de la mano derecha más largo que el cuarto.

## Las mujeres con exceso de estrógenos suelen sufrir de

- Mamas fibroquísticas
- Miomas
- Endometriosis
- Fatiga crónica
- Fibromialgia
- Anemia
- Síndrome premenstrual
- Ansiedad, depresión o fobias
- Colon irritable, alergias, dolor de cabeza o migraña
- Contracturas, dolor articular crónico y enfermedades autoinmunes
- Cáncer de mama, de útero (incluido de endometrio), de tiroides, de colon o de cérvix
- Hemorroides, infarto de miocardio o ictus cerebral

## Los hombres y los estrógenos

Los hombres fabrican los estrógenos en los testículos gracias a la enzima aromatasa. También los producen en las glándulas suprarrenales, las células grasas y otros órganos, igual que las mujeres.

Un hombre puede tener exceso de estrógenos ya sea por una actividad excesiva de la enzima aromatasa o por un consumo elevado de estrógenos a través de alimentos como lácteos, carne, huevos o alcohol.

La leche y los derivados lácteos representan el 70% de los estrógenos que entran en nuestro cuerpo, y un vaso de vino tinto, por ejemplo, contiene entre 0,5 y 2 microgramos de estrógenos.

Los estrógenos son importantes para la expansión androgénica del periostio de los huesos en la pubertad. Así que tener problemas de periostitis o tendinitis es propio de chicos con exceso de estrógenos; suele coincidir que también tienen más grasa acumulada en la zona de las mamas.

Si tienes problemas para apoyar el pie y estás cansado de oír que necesitas plantillas, fisioterapia permanente, vendajes, etc., es importante que sigas las recomendaciones que irás encontrando con el fin de poner orden en tu salud hormonal. Vas a comprobar cómo al perder kilos, disminuir la grasa acumulada en las mamas, típica de un exceso de estrógenos, y al limitar la actividad de la aromatasa, mejorará la periostitis o la tendinitis.

## En los hombres, el predominio estrogénico se manifiesta con

- Ginecomastia (crecimiento de los pechos)
- Impotencia y problemas de erección matutina
- Problemas de angustia
- Caspa y descamación de la piel
- Hipertrofia de la próstata (aumenta el riesgo de cáncer de próstata)
- Cáncer de colon
- Poca testosterona
- Enfermedades cardiovasculares: infarto de miocardio
- Obesidad
- Hipertrigliceridemia
- Varices en los testículos y en las piernas
- Enfermedades autoinmunes
- Mala calidad del esperma e infertilidad

## ¿Fabricas muchos estrógenos? La clave está en un dedo de la mano derecha

En las semanas 8 a 12 de gestación (primer trimestre de embarazo), en función de la exposición de la madre a las hormonas femeninas o masculinas se definirá si el bebé tendrá más tendencia genética a poseer mayor cantidad de estrógenos o de testosterona.

Si la madre está expuesta a muchos xenoestrógenos, el bebé tendrá más facilidad para generarlos a lo largo de su vida. En este caso, el segundo dedo (el índice) será más largo que el cuarto.

Si, por el contrario, la mayor exposición de la madre es a hormonas masculinas, el bebé nacerá con más actividad en la testosterona. En este caso, el cuarto dedo (el anular) será más largo que el segundo.

Esto se aplica igual para hombres y mujeres.

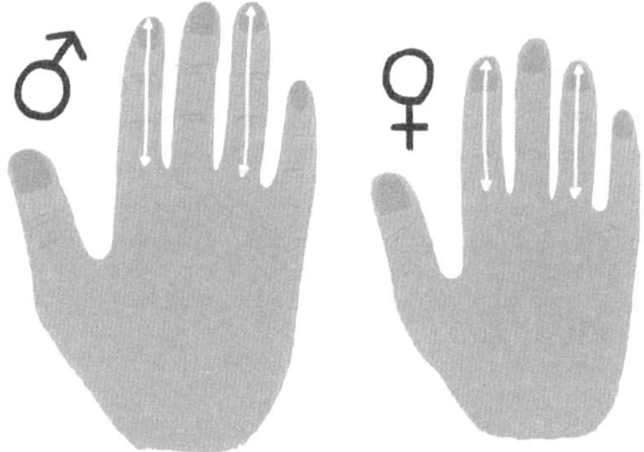


Observa tu mano derecha

Dedo índice más largo = mayor actividad estrogénica
Dedo anular más largo = mayor actividad androgénica

Un predominio estrogénico o androgénico influye directamente en una respuesta hormonal determinada en la edad adulta. Tener el cuarto dedo más largo (más testosterona) te protege frente a enfermedades cardíacas, circulatorias, sobrepeso y diabetes.

Esta característica del dedo es solo un indicador y no significa que de por vida vayas a tener problemas hormonales por exceso de estrógenos o de testosterona. Debes saber que es normal tener estrógenos y andrógenos, la cuestión es tener las hormonas en equilibrio.

## Si tienes el cuarto dedo más largo...

Si eres mujer y tienes el cuarto dedo más largo (más testosterona), esto te condiciona a tener problemas como:

- Reglas irregulares
- Anovulación (no ovular)
- Ovarios poliquísticos
- Acné
- Hirsutismo
- Cabello fino y caída del mismo, sobre todo en la zona central de la cabeza
- Timbre de voz más grave
- Más grasa abdominal

A la vez, tendrás menos predisposición a sufrir de migrañas, cefalea tensional, ansiedad y neuroticismo.

Si eres hombre y tienes el cuarto dedo más largo, es decir más testosterona, tendrás menos problemas de fertilidad, más espermatozoides, testículos más grandes y el pene en erección más largo, aspectos que se mantienen en la edad adulta.

Para saber cómo eliminar el exceso de testosterona de tu cuerpo te interesa leer el capítulo dedicado al hígado, donde se habla de la sulfatación y la glucuronidación, que son los embudos que te ayudarán a eliminarlos.

## Si tienes el segundo dedo más largo...

Tener el segundo dedo más largo (más estrógenos) implica que tendrás que modificar tus hábitos de vida para reducir su actividad y prevenir su exceso.

En este caso, mujeres y hombres tienen mayor riesgo de sufrir trastornos alimentarios y ser fumadores.

En el capítulo dedicado al hígado verás cómo puedes eliminar el exceso de estrógenos a través de la metilación, la sulfatación, la glucuronidación y la glutatión.

## ¿Qué personalidad tienen los hombres y las mujeres con el cuarto dedo más largo?

- Inquietud por experimentar nuevas sensaciones.
- Más éxito como operadores financieros.
- Agresividad física.
- Más competitividad y necesidad de ganar.
- Mayor habilidad deportiva y éxitos (fútbol, rugby, remo, resistencia al correr, esgrima, eslalon).
- Personalidad dominante ante un reto o una provocación.
- Comportamiento agresivo después de ver un vídeo violento.
- Motivación por el poder.
- En el caso de los hombres, su rostro tiene rasgos más simétricos y atractivos, y son más amables con las mujeres.

- Buenos resultados en las tareas de reflexión cognitiva.
- Infidelidad. (Si alguien ha sido infiel, quizá pueda justificarlo con la longitud del dedo. Es broma...)

## LA AROMATASA

La aromatasa es la encargada de la fabricación endógena de estrógenos. Se localiza en diferentes órganos pero principalmente en las células de grasa.

La actividad de la enzima aromatasa es muy sensible a nuestros hábitos de vida.

Si hay mucha actividad de la aromatasa aumenta la fabricación de estrógenos, y el exceso de estrógenos provoca:

- Mayor facilidad para acumular grasa, especialmente en: caderas, parte superior de los muslos, glúteos, parte baja del abdomen y mamas.
- Mayor predisposición a sufrir síndrome metabólico, diabetes tipo 2, infarto de miocardio.
- Mayor riesgo de sufrir cáncer de mama o de próstata.
- Pubertad precoz.
- Endometriosis.

Así que las personas con sobrepeso, tendencia a tener pecho (tanto hombres como mujeres), cúmulo de grasa en el abdomen, mujeres con menstruaciones abundantes y con coágulos... tendrán más tendencia a tener la aromatasa acelerada o una mala eliminación de estrógenos, con lo que tendrán más estrógenos y menos hormona masculina (testosterona).

Es importante controlar los factores que provocan la hiperactividad de la aromatasa tanto en la edad fértil como en la menopausia, ya que las mujeres menopáusicas tienen menos estrógenos circulantes porque sus ovarios han dejado de producirlos, pero la aromatasa sigue fabricándolos en otros tejidos. Con lo cual, es clave evitar los factores que la aceleran y frenar su actividad.

## ¿Qué acelera la aromatasa? (cosas a evitar)

- Genética: el causante es un polimorfismo en el gen CYP19A1. Se sospecha que está relacionado con la menarquía precoz (primera menstruación antes de los 10 años). Este gen tiene dos zonas que regulan su actividad y que se activan con el cortisol (hormona del estrés), por lo que conviene evitar las inflamaciones de nuestro cuerpo, por ejemplo con el consumo de jengibre, cúrcuma, harpagofito, boswellia, lúpulo, mangostán, etc.
- Obesidad: los macrófagos están en la grasa que rodea las vísceras y su función es generar células inflamatorias. Tendremos que mantener los depósitos de grasa bajos para no acelerar la aromatasa, para ello necesitamos la activación del gen Nrf2, que nos ayuda a perder peso por su capacidad antioxidante, y para mantener el peso equilibrado; además, protege frente a enfermedades inflamatorias. Lo activamos con la práctica de ejercicio físico moderado y regular, y con la ingestión de sulforafano (col, brócoli, coliflor, coles de Bruselas) y jengibre.
- Sobrepeso: las personas con sobrepeso presentan una menor diversidad bacteriana, lo que afecta a ciertas bacterias que nos ayudan a controlar el peso, la glucosa y prevenir la diabetes. Son las siguientes: *Akkermansia muciniphila*, *Roseburia*, *Faecalibacterium prausnitzii*, *Ruminococcus* y *E. rectale*. Y también tienen menos producción de propionato y butirato, que son los ácidos grasos que fabricamos en el colon. Estos dos gases inducen la producción de glucosa en el intestino, activando el gen IGN, con lo que mejora el control de glucosa y desaparece la ansiedad por comer. Tienes las listas de los alimentos que favorecen estos gases en la p. 34.
- Insulina y leptina elevadas: estas dos hormonas aceleran la aromatasa y se elevan tanto con exceso de azúcares e hidratos de carbono refina-

dos (HCr) como de edulcorantes. Los alimentos a evitar serían: azúcar blanco y moreno, pan, pasta, arroz, ciclamato, acesulfamo, etc. Son hidratos de carbono con carga glucémica alta. Como alimentos recomendados estarían la quinoa y el trigo sarraceno.

¿Cómo sé si presento resistencia a la insulina?

- Después de una comida abundante en HCr experimentas una bajada de energía, y al cabo del rato tienes hambre y te apetece algo dulce.
- Sensación de mareo o baja concentración después de comer.
- Lo que comes te sienta mal, tienes mala digestión, pero en cambio sientes ansiedad por la comida.
- Ansiedad por comer a menudo.
- No te saltas el postre dulce.
- Roncas y puedes tener apnea.

Síntomas de exceso de estrógenos:

- Miomas, pólipos endometriales, etc.
- Apatía.
- Aumento de la grasa abdominal.
- Acantosis nigricans.
- Melanosis.
- Fibromas (acrocordones).
- Halo senil.
- Puntos rubí.
- Cicatrices queloides.
- Sarpullido en zona del tríceps, talones secos y agrietados.
- Acné.
- Cabello débil y graso en zona coronilla.

Probióticos que mejoran la sensibilidad a la insulina: *Lactobacillus gasseri, Lactobacillus casei, Lactobacillus paracasei, Lactobacillus acidophilus, Lactobacillus rhamnosus, Bifidobacterium lactis* y *Bifidobacterium breve, Akkermansia muciniphila* (aumenta con polifenilos del té verde, el té negro, los arándanos, la uva y el almidón resistente).

Como suplementos tenemos: inositol, berberina, quercetina, gymnema silvestre, zinc, cromo, magnesio, Q10, ácido alfa-lipoico, melón amargo, EGCG del té verde y cafeína.

La leptina desencadena más fabricación de cortisol, grasa subcutánea, intramuscular y visceral, y un aumento de ácidos grasos. La solución es reducir los estrógenos y la glucosa de forma considerable en tu dieta.

Los omega-3 (EPA y DHA) ayudan a que nuestras células de grasa fabriquen menos leptina, sustancias inflamatorias y más adiponectina (sustancia antiinflamatoria). Se encuentran en:

- Pescado azul. Recuerda cocinarlos al vapor, al horno o en maceración para evitar quemar el omega-3 (no recomendable a la plancha, a la brasa ni frito).
- Semillas de lino, de chía o de sésamo trituradas en el momento para evitar que el omega-3 se estropee con el oxígeno. También puedes triturarlas y congelarlas en botes de cristal.

- Disbiosis oral. Es el desequilibrio de las bacterias de la boca.
- Cortisol: es la hormona del estrés. Recuerda, el cerebro no distingue el estrés hormonal del emocional. La fabricamos para mantener el sistema nervioso simpático y su exceso activa la aromatasa.

¿Qué aumenta el cortisol?

- Dormir menos de seis horas los hombres y menos de siete horas las mujeres.
- Los estimulantes, sobre todo los que tienen cafeína. Si los tomas, intenta hacerlo de 9.30 a 11.30 o de 13.30 a 17.00 horas, pues en esos intervalos no fabricas cortisol.

- Abusar de azúcares e hidratos de carbono refinados para compensar las bajadas de glucosa. Si no puedes volver a comer, el organismo compensa sintetizando cortisol, así volverás a tener los niveles de azúcar en sangre equilibrados.
- Tabaco y alcohol.
- La deshidratación. La falta de agua aumenta el cortisol.

¿Cómo podemos reducir el cortisol?

- Lo primero de todo es dormir las horas mínimas. Si no lo consigues por tus propios medios pide ayuda, siempre con productos y técnicas naturales.
- Hacer ejercicios de relajación, buscando tu momento al menos tres veces por semana.
- Hacer ejercicio físico aeróbico, como caminar o montar en bicicleta, de forma que puedas charlar sin necesidad de jadear.
- Puedes ayudarte con plantas adaptógenas: *Rhodiola*, *ashwagandha*, etc. Recuerda que si estás tomando algún medicamento debes consultar si es compatible.
- Probióticos: los estudiados hasta ahora para bajar el cortisol son *Bifidobacterium longum* y *Lactobacillus helveticus*. Se encuentran en los arándanos y el kéfir, y también los puedes tomar en forma de suplementos.

▸ Los xenoestrógenos: son sustancias químicas capaces de alterar el funcionamiento normal de nuestras hormonas, acelerando o reduciendo su función y activando tejidos con receptores estrogénicos. Al ser liposolubles, se almacenan en la grasa, provocando que su eliminación sea más difícil.

Por desgracia, se encuentran en todas partes, hasta en el aire que respiramos. Son tóxicos que se encuentran en productos cotidianos como:

- Plaguicidas, herbicidas, glifosato, HCB, PBDE, PCB, dioxinas: en los alimentos frescos como carnes, lácteos, huevos, verduras y frutas.

- Hidrocarburos aromáticos policíclicos (HAP): en alimentos cocinados a altas temperaturas.
- Triclosán, filtros UV (4-MBC y OMC) y almizcle: en productos cosméticos.
- Sustancias perfluoradas (PFOS y PFOA): en materiales antiadherentes, papel film, hilo dental, etc.
- Bisfenol A (BPA): en plásticos, tiques de establecimientos, revestimiento de latas. Por ejemplo: botellas, tápers, latas de atún.
- Poliestireno (PS): en vasos, platos y cubiertos de plástico.
- Tereftalato de polietileno (PET): sobre todo en envases de plástico poco resistente y que pueden doblarse, como botellas de agua, de bebidas isotónicas, de refrescos...
- Di(2-etilhexil)ftalato (DEHP): es el elemento que aporta la flexibilidad.
- Policloruro de vinilo (PVC): en juguetes de bebés.
- Retardantes de llama (PBDE): ya no se usan, pero en casa de las abuelas aún puedes encontrarlos en cortinas, sofás, tapicerías, corbatas, etc.
- Endosulfán, lindano, paratión, dieldrina, DDT: en insecticidas.
- Etinilestradiol: en anticonceptivos orales.
- Arsénico, plomo, cadmio y mercurio.

## Analíticas para valorar la aromatasa

- Glucosa en sangre
- Insulina en sangre
- Leptina en sangre
- D25-OH vitamina: 40-80 ng/ml
- Calcio
- Parathormona

## Alimentos para frenar la producción de aromatasa

- Té verde
- Setas, especialmente los champiñones
- Verduras crucíferas: brócoli, col, chucrut, que son ricos en indol-3-carbinol, diindolilmetano y sulforafano
- Semillas, piel y zumo de uva negra, arándanos, pomelo
- Miel, própolis, pasiflora
- Semillas de lino trituradas en el momento (o congeladas después de triturarlas), sésamo, albaricoque, fresas, etc.
- Legumbres, alfalfa, trébol rojo
- Cebolla, ajo, puerro, trigo sarraceno
- Regaliz
- Mangostán
- Suplementos más conocidos: melatonina, *Ginkgo biloba*
- Necesitas una vitamina D entre 40 y 80 ng/ml. Tomar el sol sin protección es la forma más biodisponible, rápida y barata de subir tus niveles de vitamina D, pero protégete en las horas más fuertes para no quemarte. Consume yema de huevo, seta shiitake, queso y pescado azul. Si tienes una vitamina D por debajo de los valores citados, es mejor que cambies tus hábitos de vida: practica deporte durante las horas solares, aprovecha el fin de semana para exponerte al sol, baja al parque con tu táper para comer mientras te da el sol. Y si con todo esto todavía la tienes baja toma un suplemento 1.000-2.000 UI/día

## Alimentos a evitar

- Trigo: sube más el azúcar en sangre que el propio azúcar de mesa
- Azúcar, bebidas azucaradas, zumos envasados, etc.
- Leche de vaca: aumenta la insulina y los estrógenos, ya que contiene IGF-1 (hormona que estimula la proliferación celular y con efectos antiapoptóticos, relacionada con cáncer de páncreas, de colon, de endometrio, de mama y de próstata), prostaglandinas (hormonas inflamatorias, Pg E2, Pg D2 y Pg F2), prolactina, glucocorticoides (hormonas del estrés, que eliminamos por glucuronidación y sulfatación), androstenediona (relacionadas con ovarios poliquísticos, acné, alopecia, problemas de fertilidad, cabello graso, hirsutismo) y progesterona
- Bebida de soja y soja: contiene fitoestrógenos que hacen aumentar los estrógenos propios
- Café
- Cerveza y alcohol en general: aumenta los estrógenos en sangre, por lo que activa la aromatasa, incrementa la actividad del receptor alfa (relacionado con cáncer de mama) y provoca SIBO (sobrecrecimiento bacteriano)
- Edulcorantes: alteran la flora intestinal y el equilibrio hormonal
- Carne roja en exceso, no más de dos veces por semana

# Menú y recetas para frenar la aromatasa

# Menú para frenar la aromatasa

| | Lunes | Martes | Miércoles |
|---|---|---|---|
| **DESAYUNO** | Cúrcuma latte (leche dorada) | Zumo verde antiaromatasa | Infusión de pasiflora con miel cruda |
| **DURANTE LA MAÑANA** | A escoger entre:<br>▸ Pan de trigo sarraceno con 2 huevos pasados por agua<br>▸ Patata al horno (tras 24 horas de refrigeración), con jamón ibérico y aguacate<br>▸ Kéfir de cabra con miel cruda<br>▸ Zumo de arándanos<br>▸ Boniato (tras 24 horas de refrigeración), con atún en envase de cristal y aceite de oliva virgen<br>▸ Yogur de avellana casero | | |
| **COMIDA** | 1. Judías tiernas al dente con salsa pesto vegana<br>2. Rollitos de pollo con zanahoria | 1. Escalivada<br>2. Butifarra ibérica | 1. Ensalada de otoño<br>2. Sardinas al horno |
| **CENA** | Caldo de la abuela con quinoa | 1. Crema de champiñones<br>2. Merluza a la plancha con pimiento asado | 1. Endivias con cúrcuma y jengibre<br>2. 2 huevos pasados por agua y aguacate |

| Jueves | Viernes | Sábado | Domingo |
|---|---|---|---|
| Medio vaso de zumo de col | Té verde con jengibre y un chorrito de leche de avena | Kéfir de cabra con semillas de lino trituradas | Infusión de té verde con un chorrito de zumo de uva negra |
| | | | |
| 1. Crema de calabaza con cebolla y tahín<br>2. Dorada al horno con cebolla y patata (tras 24 horas de refrigeración) | *Budha bowl*: quinoa, aguacate, canónigos, brócoli y hummus de lentejas | 1. Ensalada de hortalizas de germinados de brócoli<br>2. Pulpo a la plancha y pimentón picante | 1. Ensalada de tomate ecológico con cebolla tierna y ajo<br>2. Crema de lentejas rojas con cebolla |
| Salmón salvaje a la plancha con germinados de alfalfa y chucrut | 1. Vichyssoise con miso<br>2. Calamares a la plancha | 1. Champiñones con canónigos<br>2. Tortilla de boniato (tras 24 horas de refrigeración) con cebolla | 1. Crema de calabacín con ajo y cebolla<br>2. Tortilla de atún |

# Cúrcuma latte (leche dorada)

## Ingredientes

2 tazas de leche de coco
2 cucharadas de cúrcuma en polvo
1 cucharada de canela
1 cucharada de mantequilla de coco
Una pizca de pimienta
Cacao en polvo

## Elaboración

1. Calentar todo y añadir cacao en polvo al gusto.

## Zumo verde antiaromatasa

### Ingredientes

2 flores de brócoli crudas
2 cucharadas de cúrcuma
Pimienta al gusto
Mezcla de semillas: lino, sésamo, chía, todas recién trituradas
1 cucharada de miel cruda
Bebida vegetal de alfalfa al gusto

### Elaboración

Mezclar todo en la batidora.

## Yogur de avellana casero

### Ingredientes

1 litro de bebida de avellana
1 cucharada de postre de agar-agar

### Elaboración

1. Calentar la leche vegetal y añadir el agar-agar cuando empieza a hervir.

2. Remover y bajar el fuego durante 3 o 4 minutos, pues el agar-agar apelmaza muy rápido.

## Ensalada de otoño

### Ingredientes

Shiitake laminado
Champiñones ecológicos laminados
¼ de cebolla mediana
Mezcla de hojas verdes amargas: rúcula, canónigos, roble, etc.
Granada

### Elaboración

1. Rehogar la cebolla y añadir el shiitake y los champiñones. Apartar del fuego.

2. Mezclar todos los ingredientes y servir.

## Salsa pesto vegana

### Ingredientes

½ taza de piñones, almendras o nueces
½ taza de aceite de oliva virgen
½ cucharada de pasta umeboshi
½ cucharada de hatcho miso
2 tazas de albahaca fresca

### Elaboración

1. Mezclar todos los ingredientes y triturar al gusto.

## TRANSPORTADORES HORMONALES

Las hormonas sexuales (estrógenos y andrógenos) pueden circular por la sangre de forma libre (< 10%) o unidas a alguno de estos dos transportadores:

- Albúmina: (20-40%)
- SHBG (globulina transportadora de hormonas sexuales): (60-80%)

Lo ideal es que lo hagan unidas a los transportadores, puesto que si van libres podrían unirse a receptores y activarse de forma excesiva, lo que causaría problemas para la salud.

Si contamos con pocos transportadores hormonales, especialmente SHBG, habrá más hormonas libres que se activarán al unirse a los receptores situados en la mayoría de las células del cuerpo y seguro que tendremos una mala salud hormonal.

### Factores que influyen en la cantidad de transportadores hormonales

| Factores | ¿Cómo afectan? |
|---|---|
| Hormonas tiroideas T3 y T4 | Aumentan la SHBG |
| Estrógenos y fitoestrógenos | Aumentan la SHBG |
| Estado metabólico: la resistencia a la insulina, el IGF-1, la inflamación de bajo grado, el sobrepeso (IMC > 25) y la grasa abdominal y hepática | Reducen la SHBG |
| Dieta: un consumo elevado de azúcar y fructosa (industrial) y el aceite de palma | Reducen la SHBG |
| Edad: durante el envejecimiento | Aumenta la SHBG |
| Vitamina D | Aumenta la SHBG |
| Ejercicio físico | Aumenta la SHBG |

**Consejo para la salud hormonal:**
Mantén buenos niveles de vitamina D tomando el sol como mínimo 20 minutos al día en la mayor extensión de piel posible. Consume yema de huevo, pescados azules, quesos, setas shiitake y limita la ingesta de alcohol.

**Consejo para la salud hormonal:**
No consumas lácteos de vaca pues, además de estrógenos, contienen IGF-1 (factor de crecimiento insulínico), una combinación que perjudicará tu salud hormonal ya que reduce el SHBG.

## Riesgos asociados a niveles bajos o excesivos de SHBG

| Niveles bajos de SHBG | Niveles muy altos de SHBG |
|---|---|
| Obesidad o resistencia a la insulina | Anorexia o pérdida repentina de peso |
| Diabetes tipo 2 | Mamas fibroquísticas |
| Hígado graso no alcohólico o estenosis hepática | Exceso de estrógenos |
| Ovarios poliquísticos (SOP) | Hipertiroidismo |
| Enfermedades cardiovasculares | Cirrosis hepática |
| Hipotiroidismo | Hipogonadismo (falta de fabricación de hormonas sexuales) |
| Hiperprolactinemia<br>Exceso de actividad androgénica<br>Síndrome de Cushing | La SHBG suele ser muy alta en personas que:<br>▸ Toman anticonceptivos orales<br>▸ Consumen fitoestrógenos<br>▸ Toman corticoides<br>▸ Embarazadas<br>▸ Consumen alcohol, fuman o ingieren metales pesados |
| Niveles muy bajos de SHBG harán que tengas exceso de hormonas libres que se unen a receptores y, por tanto, exceso de actividad hormonal que provoca problemas de salud | Niveles muy altos de SHBG harán que no tengas hormonas libres disponibles, por lo que tu actividad hormonal será reducida y no te proporcionará beneficios para la salud |

## ¿Cómo podemos aumentar la SHBG?

### Cambios en la dieta que te ayudarán a mejorar la SHBG

| Aumenta el consumo de... | Reduce el consumo de... |
|---|---|
| **Vegetales, verduras, fibra**<br>Hojas verdes<br>Verduras ricas en fibra<br>Frutas enteras | **Alimentos procesados, pues contienen:**<br>Azúcar<br>Edulcorantes: sacarina, sucralosa, aspartamo<br>Colorantes y otros aditivos<br><br>Elimina de tu dieta: pan de molde, margarina, pizzas, pasteles, patatas fritas, bollería, embutidos, salsas, sopas de sobre, etc. |
| **Grasas monoinsaturadas**<br>Frutos secos: almendras y nueces<br>Semillas: chía, lino, sésamo, cáñamo<br>Aguacate<br>Aceitunas<br>Aceite de oliva: en frío y para cocinar | **Grasas trans de aceites vegetales**<br>Soja, colza, palma, girasol<br><br>Estas grasas se encuentran en: patatas fritas, palomitas, croquetas, rebozados, frituras, repostería, alimentos precocinados, bollería. |
| Café y té verde | **Ácido palmítico**<br>Se encuentra sobre todo en el aceite de palma, pero también en: piel de la carne, margarina, productos lácteos, nata y aceite de coco. Si se halla en estos alimentos en su forma natural no es nocivo, el problema viene cuando se calienta a temperaturas superiores a 200 grados porque libera compuestos tóxicos procancerígenos.<br><br>Esta grasa en su forma refinada y nociva se encuentra en: patatas fritas, bollería, carnes y pescados ahumados, alimentos preparados para lactantes. |

| Aumenta el consumo de... | Reduce el consumo de... |
|---|---|
| Lignanos<br>Lino<br>Sésamo<br>Crucíferas<br>Ortigas | **Hidratos de carbono refinados**<br>Se convierten rápidamente en azúcar y aumentan la grasa abdominal, el IMC, producen sobrepeso y por tanto reducen la SHBG.<br><br>Cambia las harinas refinadas (pasta, arroz, pan, galletas, cereales del desayuno) por cereales integrales como avena y espelta y por almidones como patata, boniato, calabaza. |
| **Fitoestrógenos**<br>Soja<br>Lúpulo<br>Kudzu<br>Legumbres | **Azúcares y fructosa**<br>Elimina el azúcar de mesa y no consumas miel con frecuencia. Elimina también zumos embotellados, jarabe de agave o de maíz, mermeladas (incluso las que no tienen azúcar), sucralosa (Splenda) y refrescos. |
| | Alcohol |

## RECEPTORES DE ESTRÓGENOS

Los estrógenos que viajan libres están disponibles para unirse a los receptores y llevan a cabo en los órganos funciones tales como: desarrollo de las glándulas mamarias y del útero, mantenimiento del embarazo, densidad ósea, salud cardiovascular, emocional e inmunológica.

Los receptores se unen a los estrógenos sin tener en cuenta si son endógenos (los que fabricamos gracias a la enzima aromatasa), fitoestrógenos (provenientes de los alimentos con actividad estrogénica) o xenoestrógenos (provenientes de tóxicos ambientales y otros disruptores endocrinos).

### Principales receptores de estrógenos

| ER-alfa | | ER-beta | |
|---|---|---|---|
| **Ubicación** | **Actividad** | **Ubicación** | **Actividad** |
| Mamas<br>Testículos<br>Ovarios<br>Hipófisis<br>Huesos<br>Hígado<br>Corazón<br>Riñón<br>Glándulas renales<br>Tejido adiposo | ▸ Actividad neuroprotectora<br>▸ Actividad mitogénica que induce a una peligrosa proliferación celular<br>▸ Aumenta el riesgo de cáncer si está hiperactivado<br>▸ Si está muy activo induce a acumular grasa con mayor facilidad en zona visceral | Próstata<br>Testículos<br>Ovarios<br>Útero<br>Pulmones<br>Vejiga<br>Cerebro<br>Intestino<br>Timo<br>Medula ósea<br>Ganglios linfáticos<br>Tejido adiposo | ▸ Actividad antiproliferativa<br>▸ Efectos protectores contra el cáncer<br>▸ Beneficia las células epiteliales intestinales y reduce la inflamación<br>▸ Mejora el efecto barrera del intestino mejorando la permeabilidad |

| ER-alfa | ER-beta |
|---|---|
| **Alimentos que frenan el ER-alfa** | **Alimentos que estimulan el ER-beta** |
| ▸ Crucíferas<br>▸ Lignanos, presentes en:<br>• Lino<br>• Sésamo<br>▸ Genisteína, presente en:<br>• Alubias rojas<br>• Soja<br>• Kudzu<br>• Altramuces<br>• Sésamo<br>▸ Naringenina (pomelo)<br>▸ Reishi (seta oriental)<br>▸ I3C (indol-3-carbinol)<br>▸ DIM (diindolilmetano) | ▸ Regaliz<br>▸ Kudzu (*Pueraria lobata* y *Pueraria mirifica*)<br>▸ Ruibarbo<br>▸ *Vitex Agnus-castus*<br>▸ Trébol rojo (*Trifolium pratense*)<br>▸ Soja (*Glycine max*). Hay que tener cuidado al consumirla pues estimula a la vez el ER-alfa |

## Consejo para la salud hormonal

Los metabolitos de las crucíferas frenan la actividad del ER-alfa al cabo de tres días de ingerirlos. Come cada día verduras crucíferas en cualquiera de sus formas (para una mayor absorción de sulforafenos añade semillas de mostaza trituradas o wasabi):

- Brócoli al vapor (cocción máximo 4 minutos)
- Brotes o germinados de brócoli
- Chucrut y/o zumo de chucrut
- Zumo de col

Existen otros receptores como el ER-gamma, que regula los genes relacionados con el metabolismo hepático de la glucosa; se le asocia con la obesidad y con el aumento de la proteína C reactiva (PCR). Y también está el receptor de estrógenos ligado a proteínas G o GPER, que controla el equilibrio energético, el desarrollo de la obesidad y la fabricación de insulina en las células beta del páncreas.

Un aumento de estrógenos endógenos por hiperactivación de la aromatasa provoca un incremento de la leptina en el tejido adiposo y de insulina en el páncreas, así como la activación de ER-alfa y GPER, ocasionando sobrepeso y diabetes tipo 2. Por lo tanto, no nos interesa tener:

- Exceso de estrógenos circulando de forma libre (mejorar el SHBG).
- Exceso de estrógenos fabricados por la aromatasa (frenar la aromatasa).
- Receptores de estrógenos demasiado activos (frenar o activar selectivamente).

## ¿Cómo puede el exceso de estrógenos provocar cáncer?

Existen dos vías:

1. Por una mala desintoxicación del hígado: las quinonas (metabolitos de los estrógenos) dañan nuestro ADN y se inicia un proceso tumoral.
2. Por activación constante del ER-alfa: provoca un exceso de proliferación celular, ya sea por una aromatasa acelerada o por predisposición genética del receptor estrogénico.

## ¿Cómo saber si tienes predisposición genética a la hiperactividad del receptor ER-alfa?

Para saber si tienes un polimorfismo o un fallo genético que deriva en una mayor actividad del receptor ER-alfa, y por lo tanto se eleva el riesgo a sufrir cáncer de útero o de próstata, debes realizar un estudio genético.

Gracias a la epigenética podemos modificar el entorno y los hábitos de vida y de alimentación para evitar que se expresen los genes, así que si el resultado es positivo no quiere decir que vayas a sufrir un cáncer, sino que debes poner en marcha las estrategias para su prevención con la ayuda de un profesional experto.

## Características físicas de las personas que tienen el ER-alfa hiperactivado

- Disfunción de la articulación temporomandibular (ATM): clics en la articulación de la mandíbula
- Más sensibilidad al dolor (contracturas, dolores articulares, fibromialgia)
- Osteoartritis de la ATM
- Periodontitis
- Osteoporosis
- Infertilidad
- Cáncer de mama
- Endometriosis
- Miomas
- Migrañas
- Obesidad
- Enfermedad coronaria
- Alzhéimer
- Una determinada morfología craneofacial

## Analíticas recomendadas para valorar el equilibrio de estrógenos

Analíticas de sangre:

- FSH-LH (realizar los días 2-3 del ciclo menstrual)
- 17-beta estradiol (realizar los días 2-3 del ciclo menstrual)
- Testosterona total
- Testosterona libre
- DHEA y DHEA-sulfato
- SHBG y albúmina
- Homocisteína
- Metabolitos de estrógenos

Analítica de heces:

- Estudio de disbiosis intestinal

## Alimentos para frenar el ER-alfa y deshacerte del exceso de estrógenos

- Verduras y hortalizas: verduras de hoja verde, espinacas, judías verdes, hoja de roble, rúcula, canónigos, endivias, brócoli, col, apio, zanahorias, achicoria, champiñones, setas shiitake, pimientos, alcachofas, espárragos, cebolleta, puerro, ajo, nabo, perejil y germinados
- Frutos rojos, arándanos silvestres, frambuesas, moras, cerezas, uva negra, ciruela, granada, papaya, albaricoque, manzana, pera y aguacate
- Nueces, nueces de Brasil, almendras, avellanas, pistachos, semillas de lino, de sésamo, de girasol y de calabaza

- Aceite de oliva virgen extra de primera prensada en frío y aceite de lino de primera prensada en frío
- Legumbres: alubias azuki, lentejas rojas, guisantes y habas
- Huevos ecológicos
- Pescado azul: caballa, sardina, sardina en salazón, boquerón, anchoa, salmón salvaje, bacalao, sepia, calamar y pulpo
- Alimentos específicos: té kombucha, kudzu, canela, cúrcuma, pimienta negra, comino negro, jengibre, diente de león, polen, té verde, menta, hierba luisa, melisa, pasiflora y albahaca

## Alimentos a evitar

- Alcohol
- Carne procesada y embutidos
- Trigo y derivados: pan, pastas y cereales, pizza, pastelería, harinas, rebozados, etc.
- Lácteos de vaca y derivados
- Azúcar blanco y aditivos: bollería, golosinas, glutamato, aspartamo, etc.

# Menú y recetas para equilibrar los estrógenos

# Menú para equilibrar los estrógenos

| | Lunes | Martes | Miércoles |
|---|---|---|---|
| **DESAYUNO** | Zumo verde con brócoli | Kéfir de cabra con frutos rojos, nueces y plátano troceado | 1. Medio vaso de zumo de col<br>2. Hummus de alubias rojas con germinados y palitos de zanahoria |
| **COMIDA** | 1. Brotes de canónigos con chucrut<br>2. Revuelto de setas TOP con romero | Coles de Bruselas con bonito a la plancha y wasabi | 1. Endivias con salsa de menta<br>2. Boquerones al horno |
| **CENA** | Rollitos de mango, rúcula y jamón | 1. Medio vaso de zumo de chucrut<br>2. Sopa vegetal con pelotas de carne | 1. Ensalada de pepino, cebolla y menta<br>2. Merluza a la plancha con aceite de romero |

Consumir a diario uno de estos alimentos: brócoli, col, coliflor, coles de Bruselas, germinados de brócoli o zumo de col.
Hay que tener cuidado con el regaliz, pues estimula el ER-beta y no está indicado si se tiene hipertensión.
El zumo de col y de chucrut se compran ya hechos.

| Jueves | Viernes | Sábado | Domingo |
|---|---|---|---|
| 1. Medio vaso de té kombucha<br>2. Macedonia de frutas con hierba luisa | 1. Infusión energizante<br>2. Huevos poché con guacamole | Plátano verde con 2 onzas de chocolate derretido de 80% con canela | Flan de manzana |
| 1. Chips de col kale<br>2. Encebollado de hígado de ternera ecológica | Ensalada de brócoli | Ensalada con chucrut y pulpo | Chips de zanahoria y remolacha con pollo al pesto |
| Ensalada de germinados de brócoli, remolacha y lentejas | 1. Asado de verduras<br>2. Lenguado a la naranja y jengibre | 1. Ensalada de brócoli, cebolla y pepino<br>2. 2 huevos poché | 1. Crema de brócoli<br>2. Salmón salvaje adobado |

## Zumo verde con brócoli

### Ingredientes

2 flores de brócoli
1 hoja de col kale
¼ de apio
1 manzana
1 cucharada de postre de semillas chía
1 buena rodaja de jengibre
Semillas de mostaza

### Elaboración

1. En la batidora, triturar hasta conseguir una textura fina. Se puede añadir agua filtrada hasta conseguir la textura deseada.

## Ensalada de brócoli

### Ingredientes

Flores de brócoli
½ cebolla de Figueres
½ pepino
Wasabi fresco rallado
Aceite de oliva virgen

### Elaboración

1. Hacer el brócoli al vapor para que quede al dente, bien durito, o hervir 4 minutos.

2. Cortar la cebolla y el pepino al estilo tabulé (muy pequeñitos) y rallar el wasabi.

3. Mezclarlo todo con un buen chorro de aceite y servir.

## Infusión energizante

### Ingredientes

1 cucharada pequeña de polen

1 cucharada pequeña de té verde

½ cucharada pequeña de menta

Jengibre rallado al gusto

### Elaboración

1. Dejar infusionar 6 minutos.

## Macedonia de frutas con hierba luisa

### Ingredientes

Arándanos silvestres
Frambuesas
Moras
Cerezas
Uva negra
Ciruela
Granada
Papaya
Albaricoque
Manzana
1 cucharada pequeña de hierba luisa

Recuerda que esta receta está pensada para comer frutas de temporada, así que todas las indicadas no estarán en la misma macedonia.

### Elaboración

1. Cortar las piezas grandes en trozos más pequeños, calculando que con una cuchara de postre se puedan coger mínimo 2-3 trozos.

2. Infusionar la hierba luisa y mezclar todo.

## Flan de manzana

### Ingredientes

2 manzanas
2 g de alga agar-agar
(1 cucharada de postre)
Canela

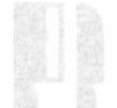

### Elaboración

1. Poner en un cazo la manzana triturada con un poco de agua y espolvorear por encima el agar-agar. Cuando hierva, retirar y mezclar todo bien con la canela.

2. Repartir en flaneras individuales, dejar que temple y meterlas en la nevera hasta que termine de solidificar.

## Revuelto de setas TOP con romero

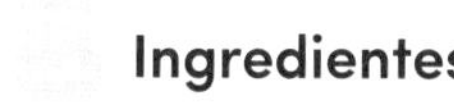

### Ingredientes

Champiñones
Shiitake (se puede añadir la seta que se desee)
2 huevos
1 ramillete de romero

### Elaboración

1. Cortar las setas y ponerlas en la sartén con un chorrito de aceite.

2. Cuando estén casi hechas, echar los huevos y remover hasta que cojan consistencia.

3. Servir adornado con una ramita de romero.

4. Recuerda que las setas nunca deben comerse crudas. Los champiñones contienen agaritina, una sustancia que hidrolizamos y resulta una nitrosamina, una sustancia cancerígena.

# Chips de col kale

## Ingredientes

Hojas de col kale
Aceite de coco
Sal sin refinar

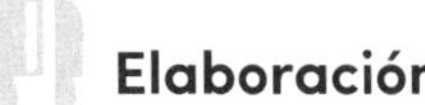

## Elaboración

1. Precalentar el horno a 150 grados.

2. Poner la col en una bandeja rociada con el aceite de coco, pero dejando espacio entre medias.

3. Hornear unos 20 minutos, hasta que quede crujiente.

4. Echar sal al gusto y servir frío.

## Rollitos de mango, rúcula y jamón

### Ingredientes

1 mango a gajos
Rúcula
Lonchas de jamón ibérico finas

### Elaboración

1. Colocar las ramitas de rúcula a lo largo del gajo de mango y envolverlo con una loncha de jamón.

2. Listo para servir.

# Encebollado de hígado de ternera ecológica

## Ingredientes

100 g de hígado de ternera ecológica
1 cebolla grande
1 diente de ajo
Aceite de oliva
¼ de vaso de coñac
Sal, laurel y pimienta

## Elaboración

1. Cortar la cebolla en juliana y rehogar con sal y laurel.

1. Cuando empiece a dorarse, añadir el ajo laminado y esperar 2 minutos.

2. Añadir el hígado cortadito a dados con sal y pimienta, rehogar 5 minutos más.

3. Luego el coñac y esperar unos 4 minutos.

4. Tapar y cocer unos 10 minutos más.

## Ensalada de pepino, cebolla y menta

### Ingredientes

1 pepino
¼ de cebolla
1 cucharada de hierbabuena picada
1 cucharada de vinagre
Aceite de oliva virgen
Sal sin refinar

### Elaboración

1. Cortar los vegetales al gusto.

2. En un cuenco pequeño, mezclar el vinagre, el aceite y la sal.

3. Remover todo y dejar macerar 30 minutos.

# Pollo al pesto

## Ingredientes

Brócoli o judía tierna al dente
1 pechuga de pollo
1 taza de salsa pesto vegana (p. 110)

## Elaboración

1. Lavar y secar la pechuga, echarle sal y hacerla a la plancha con aceite.

2. Cuando se enfríe, desmigarla con los dedos.

3. Calentar la sartén y poner el brócoli con aceite unos 10-15 minutos.

4. Añadir el pollo con el pesto y remover 2 minutos hasta tenerlo todo bien ligado.

# Salmón salvaje adobado

## Ingredientes

Salmón salvaje
Zumo de 1 naranja
1 cucharada de postre de vinagre de manzana
1 cucharada de hojas de menta
Jengibre laminado
Sal sin refinar

## Elaboración

1. Colocar el salmón en un recipiente. Batir el resto de los ingredientes y cubrir el salmón, que se quedará en adobo durante una hora.

2. Precalentar el horno a 200 grados, desechar el adobo y poner el salmón en una bandeja de horno durante 15-20 minutos (esto puede variar dependiendo del corte del salmón que tengas).

## Lenguado a la naranja y jengibre

### Ingredientes

Lenguado fresco (con 2 días de congelación)
Zumo de ½ naranja
Zumo de ½ limón
¼ cucharada de jengibre en polvo
Sal sin refinar
Aceite de oliva virgen

### Elaboración

1. Mezclar en un cuenco los zumos, el jengibre y la sal y reservar.

2. Hornear el lenguado durante 15 minutos.

3. Agregar la mezcla de zumos y gengibre y hornear 5 minutos más.

4. Servir con más salsa y cebollino picado por encima.

# La menopausia

La menopausia es un proceso natural en la mujer que se produce alrededor de los 45-55 años y se caracteriza por el cese de la producción de óvulos, lo que significa el fin de la fertilidad. Es un proceso progresivo, de hecho hay mujeres que pueden pasar años en etapa premenopáusica presentando reglas irregulares, hasta que al final la producción de hormonas es mínima y desaparece la regla por completo.

Ya hemos visto lo importantes que son las funciones de los estrógenos, así que en esta etapa, cuando se dejan de producir, comienzan a experimentarse síntomas relacionados con la falta de estrógenos como: sofocos, sobrepeso, disminución del deseo sexual, poca visión, cataratas o glaucoma, estado anímico bajo (por falta de serotonina), osteoporosis, fracturas, problemas de memoria, insomnio, sequedad en la piel, aumento del colesterol y otros problemas metabólicos.

Uno de los mayores problemas en la etapa menopáusica es la disminución en la fijación del calcio en el hueso, lo que puede aumentar el riesgo de osteoporosis y por lo tanto el de fracturas.

Sin embargo, a pesar de esta caída en la producción estrogénica, hay que tener en cuenta que los estrógenos dejan de fabricarse en los ovarios, pero no en los demás tejidos donde tiene actividad la enzima aromatasa, especialmente en el tejido adiposo, mamas y útero. Los niveles de estrógenos en sangre de una mujer menopáusica pueden estar bajos, pero en los tejidos podrían estar en altas concentraciones y aumentar el riesgo de cáncer. Por este motivo, durante esta etapa es igual de importante tener una buena función hepática, es decir, que funcionen lo mejor posible los embudos de metilación, sulfatación y glucuronidación, y que el intestino tenga un buen equilibrio de bacterias para ayudar a eliminar el exceso de estrógenos constantemente.

## ¿Qué soluciones ofrece la medicina convencional?

Para aumentar los niveles de hormonas el ginecólogo puede ofrecer una Terapia Hormonal Sustitutiva (THS), que consiste en un suplemento que contiene estrógenos o la combinación de estrógenos y progesterona. No obstante, múltiples investigaciones relacionan esta terapia con la incidencia de ictus o de cáncer de mama o de útero. ¿Por qué? Imagina el caso de una mujer con una alta actividad de la enzima aromatasa (mayor fabricación endógena de estrógenos) que además tiene bloqueados los embudos de la metilación y la sulfatación, y para completar tiene disbiosis intestinal y su intestino produce muchas enzimas que boicotean la eliminación de los estrógenos en las heces. Si el médico le recomienda tomar cápsulas de hormonas en la menopausia (o THS), ¿qué crees que pasará? Acumulará un exceso de estrógenos que podría suponerle un riesgo de enfermedades cardiovasculares, cáncer de mama, de ovarios o de útero.

Aun valorando estos riesgos, esta terapia (THS) puede estar claramente indicada en mujeres con déficit de estrógenos que manifiesten síntomas que pongan en riesgo su salud. Por eso se debe tratar de forma individualizada, analizando cada caso.

Algunas mujeres solo necesitan una alimentación rica en fitoestrógenos (alimentos y plantas con actividad estrogénica) y tal vez un refuerzo con suplementos naturales, que también optimizan el nivel de estrógenos pero de una forma más segura, pues los fitoestrógenos se unen a los receptores de estrógenos pero no son tan activos como los sintéticos (THS).

Cuando suben los niveles de estrógenos en sangre, la mujer nota una mejoría en el estado de ánimo, menos sofocos, los niveles de colesterol se ajustan, los huesos absorben mejor el calcio. En general, se previene la osteoporosis y se nota mejoría en la hidratación de la mucosa vaginal y de los ojos, la hidratación de la piel, la memoria, el estado de ánimo, la circulación y la visión.

Veamos qué alimentos tienen la capacidad de aumentar los estrógenos de forma natural y pueden beneficiarte durante la menopausia:

## Alimentos para aumentar los estrógenos

- Trébol rojo, lúpulo (en infusión)
- Alfalfa
- Guisantes, alubias
- Sésamo, lino
- Verduras crucíferas: brócoli, col, coliflor, etc.
- Albaricoque, fresas, piel y semillas de uva
- Kudzu
- Suplementos como: licorina, regaliz, ñame, sauzgatillo (*Vitex*)

## La soja no es beneficiosa para todas las mujeres

Existe mucha controversia sobre el consumo de soja, ya sea como alimento o como suplemento, durante la menopausia. Finalmente, la conclusión que podemos sacar a partir de los estudios científicos más recientes es que la soja es buena para las mujeres asiáticas pero no para las caucásicas. La explicación está en las diferencias en la microbiota entre unas y otras. Resulta que para que la soja sea activa, es decir, para que sus fitoestrógenos isoflavonas tengan actividad estrogénica en el cuerpo, tienen que pasar por el intestino y, gracias a las bacterias intestinales, convertirse en un compuesto llamado «S-equol». Pero esto solo sucede de forma eficaz en las mujeres asiáticas, y parece estar relacionado con el consumo de soja desde muy temprana edad, pues este hecho parece haber cambiado la composición de su microbiota y tienen más bacterias capaces de producir S-equol que en la microbiota de las europeas.

Por este motivo muchas mujeres que toman suplementos de fitoestrógenos comentan que no notan nada, que no ven beneficio alguno. Ahora ya lo sabes, si tu microbiota no tiene la suficiente diversidad bacteriana no podrá producir S-equol a partir de esos fitoestrógenos y, por lo tanto, no serán activos.

Lo que interesa entonces es mejorar los niveles de S-equol puesto que sus beneficios son múltiples.

## Beneficios del S-equol en nuestra salud

- Disminuye todos los síntomas de la menopausia.
- Mejoría del estado de ánimo.
- Mayores niveles de colesterol HDL (colesterol bueno).
- Menores niveles de triglicéridos.
- Disminución de la presión arterial.
- Mejoría de los vasos sanguíneos.
- Reducción de la grasa corporal y grasa visceral.
- Reducción del ácido úrico.
- Reducción de la osteoporosis.
- Efecto antioxidante.
- Efecto antiinflamatorio.
- Reducción del riesgo a sufrir enfermedades cardiovasculares.
- Reducción del riesgo de cáncer de mama y de próstata.
- Reducción del acné.
- Mejor metabolismo de los estrógenos (aumento de los 2-OH-estrógenos y disminución de los 4-OH y 16-OHE1).

## ¿Cómo puedes mejorar los niveles de S-equol?

El S-equol mejora si tienes mayor diversidad bacteriana (recuerda las recomendaciones para mejorar tu microbiota del capítulo dedicado al intestino).

- Aumenta el consumo de almidón resistente (p. 28).
- Come mucha variedad de frutas (sobre todo frutas del bosque) y verduras, pues la fibra y los polifenoles mejoran la diversidad de la microbiota.
- Aumenta la grasa saludable consumiendo yema de huevo, aguacate, coco, pescado azul, frutos secos (especialmente almendras y pistachos).
- Consume suplementos de probióticos adecuados para mejorar el S-equol (te los puede recomendar el PNIE): *Lactobacillus acidophilus, Lactobacillus casei, Lactobacillus fermentum, Lactobacillus rhamnosus, Lactobacillus plantarum, Lactobacillus bulgaricus, Streptococcus thermophilus S10*. Esta última es la especie bacteriana más eficiente junto con el *Bifidobacterium breve* y el *Bifidobacterium bifidum*.

## Posibles molestias durante la menopausia

### *1. Sobrepeso*

Los estudios indican que el aumento de peso en la menopausia se debe en gran parte a la falta de testosterona (hormona masculina), que es muy importante en la menopausia pues a partir de ella se pueden fabricar estrógenos (gracias a la aromatasa). Por este motivo, durante la andropausia los hombres no tienen los síntomas tan frecuentes que tienen las mujeres, como sofocos, osteoporosis o problemas cognitivos, porque en esta etapa gozan de mejores niveles de testosterona y por lo tanto de estrógenos.

### ¿Cómo puedes mejorar los niveles de testosterona y combatir el sobrepeso?

Hacer ejercicio es la medida más importante que debes incorporar a tu vida, pero debe ser ejercicio de fuerza para trabajar la masa muscular y que aumente la testosterona. Si vas a caminar, intenta subir escaleras o hacer trayectos que tengan subidas y bajadas y exijan más actividad muscular, y mucho mejor si lo haces al sol.

## *2. Estado anímico, insomnio y memoria...*

Con la caída de los niveles de estrógenos disminuye también la liberación de serotonina, lo que conlleva alteraciones en la regulación de la temperatura, el estado anímico, problemas para dormir y de memoria.

Para evitarlo, debemos mantener unos buenos niveles de serotonina, y las plantas que nos ayudan son las siguientes:

- *Cimicifuga racemosa*
- Kudzu (*Pueraria lobata*)
- Kava (*Piper metysticum*)
- Regaliz
- Angélica china

## *3. ¿Y a qué se deben los sofocos?*

No se deben a la falta de estrógenos como se pensaba hasta ahora, sino a una menor activación de un receptor de la serotonina en el cerebro que se encarga de la regulación de la temperatura corporal. Para paliar los sofocos se deben mejorar los niveles de serotonina.

También han demostrado aliviar los sofocos plantas como la *Cimicifuga racemosa* y las isoflavonas derivadas de la soja.

Finalmente, ¿recuerdas las enzimas que boicotean la eliminación de estrógenos? Durante la menopausia conviene tener diversidad bacteriana y más actividad de estas enzimas (sulfatasas, beta-glucuronidasas, HSD-deshidrogenasas), ya que se encargan de «reciclar» estrógenos y andrógenos que iban a ser eliminados en las heces y los devuelven a la circulación sanguínea para que continúen su actividad. Y también podrás seguir disfrutando de los beneficios de tus hormonas sexuales por más tiempo.

## Lista de alimentos que mejoran los síntomas de la menopausia:

- Lignanos: lino triturado: 1 cucharada sopera al día (pero no el aceite, que no lleva lignanos), sésamo, soja, frutos del bosque y nueces
- Miso, tempeh, nato, yogur de soja
- Ruibarbo
- Kudzu
- Las isoflavonas se tienen que transformar en S-equol, por eso se necesita diversidad bacteriana y es mejor incluir alimentos fermentados como: té kombucha, kéfir de agua, kéfir de oveja, chocolate (> 80%) o yogur y queso (oveja o cabra)
- Almidón resistente: plátano verde, patata y boniato refrigerado 24 horas, y hummus de diferentes legumbres
- Huevos: en la cena, 6 unidades/semana como mínimo
- Brócoli: 3 veces/semana
- Tomar tres nueces al día
- Infusión de trébol rojo, hipérico, regaliz, jengibre y azafrán

# Menú y recetas para tener una buena menopausia

# Menú para tener una buena menopausia

| | Lunes | Martes | Miércoles |
|---|---|---|---|
| **DESAYUNO** | 1. Infusión de kudzu y pasta umeboshi<br>2. 2 huevos a la plancha con zanahoria y limón | 1. Infusión de trébol rojo con kudzu<br>2. Tostadas de pan de sorgo con tahín y jamón ibérico con nueces del país | 1. Infusión de salvia con regaliz<br>2. Boniato al horno con miel y nueces del país |
| **COMIDA** | Espaguetis de calabacín con gambas, jengibre y nueces del país | 1. Parrillada de verduras<br>2. Pulpo a la plancha | 1. Judías blancas con espinacas y ajo<br>2. Tiras de pollo eco con brócoli al curri |
| **CENA** | 1. Pan de plátano macho<br>2. Hummus de lentejas | 1. Crema de zanahoria con aceite y orégano<br>2. Tortilla de alcachofas | Escalivada con merluza al horno con cebolla |

Desayuno: no te olvides de añadir la cucharada sopera de mezcla de semillas (trituradas y congeladas).
Antes de comer o cenar: recomendable un vasito de sopa de miso.

| Jueves | Viernes | Sábado | Domingo |
|---|---|---|---|
| 1. Kéfir de agua<br>2. Revuelto con flores de brócoli al dente y menta | Macedonia con jengibre, té kombucha y nueces del país | 1. Infusión de kudzu.<br>2. Tempeh de garbanzos a la plancha con canónigos | Kéfir de cabra con frutos rojos secos y nueces de macadamia y del país |
| 1. Crema de calabaza con miso<br>2. Almejas al papillote | 1. Tomate a la plancha<br>2. Butifarra ibérica a la plancha | Xató con nueces del país | 1. Parrillada de espárragos y alcachofas<br>2. Salmón salvaje adobado |
| Sopa de cebolla con huevo | 1. Alcachofas al horno<br>2. Bacalao a la plancha | Espinacas a la crema de avena con piñones | Ensalada de aguacate con virutas de jamón ibérico y hummus de garbanzos |

## Infusión de kudzu

### Ingredientes

½ cucharada de postre de kudzu (*Pueraria lobata*)
Agua

### Elaboración

1. Poner el kudzu en un vaso de agua a temperatura ambiente, deshacerlo y verter en un cazo al fuego.

2. Es importante que no hierva. En poco tiempo cambia de aspecto, de líquido blanco a semitransparente, y también pasa a ponerse más espeso.

3. Retirar del fuego y servir.

4. Se puede mezclar con la infusión que se prefiera.

## Hummus de lentejas

### Ingredientes

80 g de lentejas hervidas
½ diente de ajo
1 cucharada de postre de tahín
2 cucharadas soperas de aceite de oliva virgen
Zumo de ¼ de limón
Pimentón rojo
Sal sin refinar
Comino en polvo

### Elaboración

1. Mezclar todo y triturar hasta que quede fino y no se note la piel de las lentejas.

2. Puedes hacerlo con cualquier legumbre y usar las especias que más te gusten. Por ejemplo, si te gusta el picante echa chili (es antiinflamatorio).

## Crema de calabaza con miso

### Ingredientes

½ calabaza con piel
1 cebolla
Hatcho miso
Sal sin refinar
Aceite de oliva virgen

### Elaboración

1. Sofreír la cebolla cortada en medias lunas con una cucharada de aceite. Cuando necesites más aceite, añade agua.

2. Cortar la calabaza a dados, con la piel, y añadir a la cazuela.

3. Cubrir con agua hasta la mitad de la calabaza. Añadir sal y dejar hervir 10 minutos.

4. Una vez apagado el fuego, añade ½ cucharada de hatcho miso y triturar bien fino.

3

# La importancia del hígado

En el capítulo dedicado al equilibrio hormonal vimos que los estrógenos aumentan en nuestro cuerpo principalmente por tres causas:

1. La actividad de la enzima aromatasa.
2. Comer alimentos o productos que aumentan su número.
3. Estar en contacto con disruptores endocrinos como plásticos, parabenos, ftalatos, teflón, etc.

Así pues, tenemos muchas vías para acumular estrógenos y solo un hígado para eliminarlos.

Una vez que los estrógenos entran en el cuerpo o los fabrica la aromatasa, comienzan un viaje por el torrente sanguíneo a través de transportadores como el SHBG, y luego se unen a diferentes receptores para cumplir sus funciones. Pero ¿te imaginas que este ciclo se repitiera una y otra vez sin tener un sistema de drenaje que ayude a eliminar las hormonas que sobran? En realidad, parte de los estrógenos se acaban eliminando a través de la orina o las heces siempre que los sistemas de eliminación funcionen correctamente. Para este trabajo de desintoxicación el protagonista es el hígado.

Pero el hígado no solo sirve para detoxificar hormonas sino también tóxicos internos (sustancias de desecho producidas en el intestino) y tóxicos externos (alcohol, tabaco, pesticidas, contaminantes ambientales, aditivos, tóxicos de alimentos). Cuantos más tóxicos entren en el cuerpo, menos capacidad tendrá el hígado de eliminar hormonas, y viceversa, cuantas más hormonas tenga que eliminar el hígado, menos podrá ocuparse de los tóxicos.

El hígado es experto en desintoxicación y realiza su trabajo en dos fases. En ambas fases utiliza múltiples enzimas (moléculas que regulan reacciones químicas) que podemos aumentar, disminuir o volver más lentas, según lo que comamos y el estilo de vida que llevemos. La predisposición genética también juega un papel importante en la actividad de estas enzimas. Hay personas que nacen con alguna o varias enzimas bloqueadas, lo que llamamos «polimorfismo genético», que impide la acción correcta de las enzimas, y esto, a nivel hepático, podría generar problemas con la detoxificación.

# Fase I de detoxificación hepática

En esta fase el hígado convierte los tóxicos y los estrógenos en sustancias solubles para facilitar su eliminación. Para ello cuenta con enzimas especiales, como por ejemplo la CYP P450, que al agregarles un grupo OH (hidroxilo) las convierte en tres tipos de estrógenos: 2-OH, 4-OH y 16-OH.

El estrógeno 2-OH lo consideramos «bueno» y los estrógenos 4-OH y 16-OH los podemos considerar «malos».

Dependiendo de la actividad de estas enzimas, una persona produce más de uno u otro de estos tipos de estrógenos:

- Si produces más cantidad de 4-OH y 16-OH (estrógenos malos) tendrás mayor riesgo de sufrir cáncer de mama, de útero o de próstata, enfermedades autoinmunes o endometriosis.
- Si produces más 2-OH (estrógeno bueno) tendrás menos riesgos, pues es antiproliferativo, anticancerígeno, mejora los síntomas de la menopausia y protege contra la osteoporosis.

Para saber qué tipo de estrógenos produces en mayor cantidad puedes realizar una prueba de laboratorio llamada «Metabolitos de estrógenos en orina de 24 horas».

Recuerda que lo ideal es producir más 2-OH y menos 4-OH y 16-OH.

En caso de que se produzcan más metabolitos malos, necesitaríamos frenar las enzimas responsables para que no sigan fabricándolos en exceso. Para frenarlos debemos valorar si existen polimorfismos genéticos que predisponen a tenerlos en exceso o si se debe a un estilo de vida poco beneficioso.

## Consejos para mejorar el metabolito bueno (2-OH)

La clave para mejorar este metabolito está en optimizar las enzimas CYP1A1 y CYP1A2. Para conseguirlo, incorpora estos hábitos en tu alimentación:

- Aumenta el consumo de verduras crucíferas: el brócoli y las coles contienen indol-3-carbinol, una sustancia que aumenta hasta un 37% la actividad de CYP1A1 y CYP1A2, favoreciendo la fabricación de 2-OH estrógenos. Para conseguir este efecto, come brócoli, coles o chucrut mínimo dos veces por semana.

- Aumenta el consumo de omega-3: presente en pescados, mariscos, algas, nueces, sésamo, chía, cáñamo. Contienen ácidos grasos omega-3. Suplementar con 2 g/día, eligiendo con la ayuda de un profesional un omega-3 que tenga más EPA que DHA.
- Aumenta el consumo de lignanos: lino triturado, aceite de lino, sésamo, ortigas, col kale, brócoli, quinoa, centeno. Mejoran los 2-OH, frenan la aromatasa y aumentan el transportador SHBG. Para disfrutar de estos beneficios, toma mínimo 10 g/día de aceite de lino en crudo, nunca para cocinar, y guárdalo en la nevera.
- Aumenta el consumo de resveratrol: uvas (con semilla y piel), cacahuetes, arándanos azules, cacao. Toma 2 tazas al día de cualquiera de estas bebidas: café, té negro, té rojo, té verde, cacao, mate, guaraná. La cafeína acelera la CYP1A2 y aumenta los estrógenos 2-OH.

## El café es un aliado para tu salud hormonal

- Aumenta el transportador SHBG, y así reduce los estrógenos libres.
- Previene el sobrepeso y la diabetes tipo II.
- Aumenta los estrógenos protectores 2-OH.
- Sus componentes: magnesio, potasio, ácido clorogénico y ácido cafeico, mejoran la sensibilidad a la insulina y las células beta del páncreas.
- Disminuye los niveles de 17-beta estradiol en sangre.

No conseguirás ninguno de estos efectos con un café descafeinado, por lo tanto disfruta de los beneficios del café con cafeína con moderación (dos tazas al día), pero ¡sin azúcar!

## Consejo para la salud hormonal

Toma una o dos tazas de café al día, sin azúcar. Más de tres tazas al día tendrá el efecto contrario, ¡aumentará en un 70% tus estrógenos!

Puedes intercambiarlo por té negro o verde y/o cacao sin azúcar.

**Atención:** Antes de seguir este consejo asegúrate de que metilas bien, pues si metilas lentamente el café no te beneficia.

## Consejos para reducir el metabolito malo (4-OH)

La clave para mantener a raya este metabolito asociado al cáncer de mama y de útero está en frenar la enzima CYP1B1, cuya actividad aumenta si:

- Consumes carnes cocinadas a la brasa o a la plancha, pescado ahumado, humo del tabaco, tubos de escape; porque contienen unos tóxicos llamados «hidrocarburos aromáticos policíclicos».
- Estás en contacto con metales, materiales eléctricos y de construcción, residuos de procesos industriales, aerosoles, humo de las velas, derivados del petróleo; porque contienen bifenilos policlorados (PCB).
- Consumes alimentos que producen inflamación: frituras, patatas chips, productos procesados con aceites vegetales y bollería, o que contienen proteínas animales: yema de huevo, carnes, lácteos, maíz y aceite de girasol o de colza; porque en caso de inflamación, estos alimentos ayudan a activar una proteína que se llama NF-kappa-beta, y la activación de esta proteína desencadena una cascada inflamatoria en nuestro cuerpo.
- Si tienes cándida y no la has tratado: es un hongo que genera mucha toxicidad y que estimula una células llamadas «mastocitos», liberando histamina y células inflamatorias.

## Analíticas recomendadas

- Test de disbiosis intestinal
- Test de arabinosa en orina

Te ayudará a saber si tienes o no cándidas en el intestino, las cuales aumentan el metabolito de estrógenos malos 4-OH.

Si evitas todo lo anterior y además consumes los siguientes alimentos, mantendrás a raya estos estrógenos nocivos... toma nota.

## Alimentos que reducen los 4-OH

- Polifenoles, presentes en semillas y piel de la uva, vino tinto y rosado, cacahuetes, grosellas, arándanos, frambuesas. Contienen un compuesto antiinflamatorio llamado «resveratrol» que también puedes encontrar en cápsulas como suplemento. El resveratrol tiene la capacidad de reducir la activación del NF-kappa beta, disminuye los estrógenos 4-OH y protege el ADN.

- Verduras crucíferas: no pueden faltar en la dieta varias veces por semana, pues no solo aumentan los estrógenos protectores (2-OH) sino que disminuyen los malos (4-OH). Contienen indol-3-carbinol (I3C), diindolilmetano (DIM) y sulforafano. Alimentos ricos en sulforafano: brócoli, germinados de brócoli, coliflor, coles de Bruselas, col lombarda, rúcula, berros, rábano, nabos, chirivía, wasabi, mostaza, alcaparras. El sulforafano mejora la capacidad antioxidante del cuerpo activando el gen Nrf2. Es el componente con más propiedades de protección celular y por tanto el más eficaz para reducir el riesgo de sufrir cáncer de próstata, de pulmón, de mama y de colon.

- Raíz de regaliz: reduce los 4-OH. Tiene propiedades antibióticas, antivirales y antiinflamatorias. Hay diferentes especies de regaliz, la más abundante en España y Estados Unidos se conoce como *G. glabra*, y tiene propiedades antiinflamatorias y desintoxicantes; además estimula el receptor de estrógenos beta con efectos protectores. La *G. inflata* es de origen chino y es la mejor para la salud hormonal pues también inhibe los 4-OH.

## Consejo para la salud hormonal

Hierve durante 2 o 3 minutos las verduras crucíferas y después interrumpe la cocción con agua fría para mantener activa la mirosinasa, enzima que te aportará los principios activos de las crucíferas.

Otra forma de activar la mirosinasa es masticar bien las verduras o chafarlas, o tomarlas en forma de zumo verde extraído en frío.

**Atención:** no debes seguir este consejo si tienes problemas de tiroides, ya que las crucíferas tienen propiedades bociógenas o antitiroideas.

## Consejos para reducir el metabolito malo (16-OH)

La clave para mantener a raya este metabolito asociado al cáncer está en frenar la enzima CYP3A4, que se encuentra en el hígado y el intestino, y la CYP3A7 y la CYP3A5, que se encuentran en las mamas y el intestino. El aumento de este metabolito se asocia a cáncer de mama, hipertensión y leucemia. Para frenar la CYP3A4 y reducir los 16-OH puedes apoyarte en estos alimentos y/o suplementos y hacer ejercicio:

- El resveratrol no solo reduce el 4-OH sino también el 16-OH. Recuerda que está presente en: semillas y piel de la uva, vino tinto y rosado, cacahuetes, grosellas, arándanos, frambuesas. También puedes tomarlo como suplemento.
- La berberina es un compuesto presente en algunas plantas que disminuye la CYP3A4 en el hígado y en la pared intestinal, reduciendo la cantidad de estrógenos 16-OH. La mejor forma de tomarlo es como suplemento en cápsulas.
- El sulforafano también reduce los 16-OH. Como puedes deducir, este grupo de alimentos son clave en la salud hormonal pues ayudan en

múltiples procesos equilibrando tus hormonas: brócoli, germinados de brócoli, coliflor, coles de Bruselas, col lombarda, rúcula, berros, rábano, nabos, chirivía, wasabi, mostaza, alcaparras.

- El ejercicio físico, a intervalos de alta intensidad, disminuye el metabolito 16-OH, mejora la metilación (la explicaremos en la fase II) y por tanto ayuda a eliminar el exceso de 2-OH y 4-OH.

Ten en cuenta que...

La salvia y la hierba de San Juan o hipérico, dos suplementos muy utilizados, aceleran la CYP3A4 y pueden provocar un exceso de 16-OH.

Además, si tomas muchos medicamentos debes saber que reducir la acción de esta enzima puede impedir que los elimines de tu cuerpo, ya que la CYP3A4 no solo ayuda a eliminar estrógenos sino también medicamentos.

Hasta aquí hemos visto que los estrógenos pasan por la primera fase de detoxificación hepática y al ganar un grupo hidroxilo (OH) se convierten en diferentes tipos de estrógenos: uno protector y dos nocivos para la salud. Ya dispones de estrategias para modular el tipo de estrógenos que conviene tener en mayor proporción (más de 2-OH y menos de 4-OH y 16-OH). Ahora veremos qué ocurre con los estrógenos una vez que están listos para ser eliminados a través de las heces gracias a las enzimas de la fase II. Como podrás intuir, si la fase II funciona mal, los estrógenos, sean del tipo que sean, no se eliminarán y seguirán circulando por tu cuerpo y activando receptores. Por este motivo, presta atención a lo que debes hacer para que la siguiente fase de detoxificación se cumpla, consigas deshacerte del exceso de estrógenos y recuperes el equilibrio hormonal.

# Fase II de detoxificación hepática

En esta fase se eliminan del cuerpo los estrógenos y los andrógenos, y el hígado lo hace mediante enzimas que unen las hormonas a las sales biliares; esto se llama «conjugación». ¿Y para qué sirve tenerlos conjugados? Pues resulta que las sales biliares los harán más solubles, inactivos o poco activos, y serán fácilmente eliminados a través de la orina o las heces.

Las enzimas de la fase II se encargan de cuatro procesos indispensables que actúan como embudos para la eliminación de los estrógenos en las heces:

- Metilación
- Sulfatación
- Glucuronidación
- Glutatión

Hay enzimas para cada uno de estos embudos. Su correcto funcionamiento depende de factores genéticos, nutrientes, hábitos de vida, etc.

Las hormonas sexuales, estrógenos y andrógenos, se eliminan principalmente por tres embudos:

- Metilación: para eliminar estrógenos, histamina y tóxicos.
- Sulfatación: para eliminar estrógenos, andrógenos, histamina y tóxicos.
- Glucuronidación: para eliminar estrógenos, andrógenos, bilirrubina y tóxicos.

Si tienes el dedo índice más largo y por tus síntomas crees que tienes exceso de estrógenos, debes centrarte en valorar cuál o cuáles de los tres embudos no está funcionando bien y ayudar a desbloquearlo.

Si tienes el dedo anular más largo que el índice y por tus síntomas (ovarios poliquísticos, acné, hirsutismo, cabello y piel grasientos, cabello más fino en la zona central de la cabeza, miopía, problemas de fertilidad, etc.) crees que fabricas más hormona masculina, tendrás que enfocarte en activar la sulfatación y la glucuronidación para mejorar tu salud hormonal.

## Analítica recomendada

- Test genético de enzimas de fase II

Te ayudará a saber si tienes o no una actividad correcta de estas enzimas y poner en marcha estrategias para activarlas. Por ejemplo, por carencia de lactobacilos y de la *Akkermansia* y por exceso de bacteroides y *Escherichia coli/Shigella*, que son bacterias y provocan resistencia a la insulina, sobrepeso e inflamaciones crónicas.

Elige un probiótico que contenga *Lactobacillus casei*, *Lactobacillus rhamnosus* y *Lactobacillus acidophilus* para aumentar los lactobacilos y mejorar la actividad bacteriana.

Esto podría mejorar la regularidad del ciclo menstrual, la morfología de los ovarios y la fertilidad. Valora tu microbiota con un test de disbiosis con ayuda de un experto.

## Datos curiosos

Hombres o mujeres con más hormonas masculinas: tienen menor riesgo de enfermedades autoinmunes.

Mujeres y hombres con más hormonas femeninas: tienen mayor riesgo de sufrir enfermedades autoinmunes.

Si tienes sobrepeso, ovarios poliquísticos o problemas de fertilidad lo más probable es que tengas un desequilibrio en la microbiota.

## Consejo para la salud hormonal

No retires muchas capas de la cebolla cuando la peles. En las capas externas hay más concentración de quercetina, un antioxidante que aumenta el óxido nítrico. Puedes hervir la cebolla y encontrar esta sustancia en el caldo.

No guardes la cebolla en recipientes de plástico porque deterioran la salud hormonal.

# La sulfatación

Migrañas, dolores articulares, intolerancias alimenticias, digestiones muy lentas, reflujo, gases, estreñimiento, gastritis, colon irritable, colitis ulcerosa, enfermedad de Crohn, migrañas, asma, enfermedades autoinmunes, depresión, fatiga crónica, problemas de memoria, alzhéimer, párkinson y los típicos síntomas por acumulación de hormana masculina, como acné, caspa o cabello grasiento, caída del cabello en la zona central de la cabeza, hirsutismo y ovarios poliquísticos.

## ¿Sulfatas lento?

Gracias a las enzimas de la sulfatación (SULT) que tenemos en el hígado, el intestino y otros tejidos, podemos inactivar y eliminar de nuestro organismo hormonas, neurotransmisores y tóxicos evitando que se acumulen y produzcan toxicidad.

La sulfatación nos ayuda a eliminar:

- Estrógenos
- Andrógenos
- Histamina
- Hormonas del estrés
- Colesterol
- Bilis
- Serotonina
- Hormonas tiroideas
- Medicamentos y tóxicos

Si este embudo está bloqueado y no te puedes deshacer del exceso de las sustancias de esta lista, el cuerpo manifestará varios síntomas que te pueden resultar familiares.

Pero la sulfatación también es indispensable para fabricar sustancias necesarias para el cuerpo, es decir, esta función del hígado no solo sirve para detoxificar sino también para aportar sustancias muy importantes como: enzimas digestivas, que ayudan a fabricar la mucosa (mucina) que protege el aparato digestivo, y también unas proteínas llamadas glico-aminoglicanos (GAGs), que protegen las articulaciones.

## Sabrás que sulfatas lentamente si...

- Tienes digestiones lentas, pesadas o colon irritable.
- Te sienta mal el zumo de naranja.
- Te cuesta digerir la lechuga y las legumbres.
- Te repite mucho el ajo y la cebolla.
- No te sientan bien el pimiento rojo, el brócoli o el pepino, especialmente el gazpacho.
- Eres sensible a los sulfitos. Muchas personas son intolerantes a los sulfitos por culpa de una mala sulfatación y tienen síntomas como: dolor de cabeza, heces pastosas, sofocación, picores, tos, rinitis o una crisis de asma después de beber una copa de vino o de cava o comer frutos secos.
- Cuando comes espárragos tu orina desprende un fuerte olor.

Además, sabrás que sulfatas lento si tienes estos síntomas relacionados con el exceso de estrógenos, andrógenos, hormonas tiroideas, serotonina e histamina:

- Si tienes exceso de estrógenos puedes tener síndrome premenstrual, dolor menstrual, flujo vaginal abundante, mamas fibrosas, endometriosis o miomas, ansiedad, retención de líquidos, dificultad para adelgazar.
- Si tienes exceso de andrógenos puedes tener ovarios poliquísticos, reglas irregulares, más vello corporal (hirsutismo), acné, caspa, cutis grasiento y muy probablemente se te enquisten los pelos cuando te depilas.
- Muchas mujeres que sulfatan lento han recurrido a la depilación láser o al tratamiento con Roacután para resolver el exceso de vello o el acné. Ahora ya sabes cuál suele ser la raíz de estos problemas.

- Si acumulas histamina en tu cuerpo puedes sufrir de migrañas, presión arterial baja, gases en exceso, colon irritable, piel seca o eccemas, alergias y contracturas.
- Si tienes problemas de tiroides puedes sentir fatiga crónica, dolores crónicos, ser friolero y padecer estreñimiento.
- Si acumulas hormonas del estrés tendrás poca tolerancia al estrés, que puede favorecer la aparición de caspa, eccemas, insomnio, contracturas, dolor de cabeza o angustia. Al tomar alimentos estimulantes como el café, tienes temblores, taquicardias y te impide dormir.

## Empeorarás si...

- Comes alimentos ricos en histamina y otros compuestos llamados «aminas biógenas», que están sobre todo en las carnes congeladas. Debes evitar los siguientes alimentos para evitar que se acumule la histamina u otras aminas en tu cuerpo y desencadenen síntomas indeseables:
  - Naranja
  - Limón
  - Pomelo
  - Kiwi
  - Plátano
  - Fresas
  - Melocotón
  - Albaricoque
  - Ciruela
  - Papaya
  - Chocolate
  - Derivados de la leche de vaca: queso, yogur, natillas, crema catalana, flan soja y derivados
  - Vino

- Vinagre
- Encurtidos
- Pescado azul
- Conservas
- Nueces
- Cacahuetes
- Cerdo
- Embutidos ahumados
- Carnes congeladas
- Trigo y derivados (pan, pasta, cereales, pizza, pasteles, bollería, galletas)
- Tomates
- Pimientos
- Berenjena
- Patatas
- Espinacas
- Acelgas
- Azúcar blanco
- Aditivos como el glutamato o el aspartamo

▸ Consumes alimentos procesados que contienen sulfitos. No solo están en el vino o el cava, los identificarás en las etiquetas por las siglas que van desde la E-220 hasta la E-228 y son utilizados como conservantes.

▸ Tomas suplementos que contienen polifenoles (sustancias beneficiosas con actividad antioxidante) que frenan la sulfatación, como: naringina, quercetinas (antihistamínico natural), naringenina, bergamotina (presente en la piel de los cítricos), curcuminoides (presente en la cúrcuma). En algunas personas que sulfatan lento estas sustancias pueden producir crisis de migrañas, taquicardias, cambios en la presión arterial y problemas de ansiedad o fobias por una mala eliminación de las hormonas del estrés (dopamina, noradrenalina y adrenalina).

- Tomas fármacos como: ácido acetilsalicílico (aspirina), paracetamol, probenecid (medicamento para la gota) o ibuprofeno. Seguro que algunos los has utilizado para el dolor menstrual o articular que te produce justamente el sulfatar lento.

- Estás en contacto con tóxicos ambientales: ftalatos (BBP, DBP o DEHP), que se encuentran en perfumes, esmaltes de uñas, lacas, tintes para el pelo y otros cosméticos; también en productos de limpieza y en el PVC de los plásticos.

- Te excedes tomando alimentos que vuelven más lento el embudo de la sulfatación y que es mejor moderar para así ponérselo más fácil a las enzimas de la sulfatación:
    - Ajo
    - Cebolla
    - Calçot
    - Pimiento
    - Pepino
    - Vino tinto
    - Cava
    - Zumo embotellado
    - Lechuga de bolsa
    - Zumo de naranja

Puede que no sulfates bien debido a un polimorfismo genético, pero te animo a que sigas estos pasos para mejorar la sulfatación.

## Mejorarás si...

- Aumentas el consumo de alimentos que contienen molibdeno, vitamina $B_2$, vitamina D, vitamina A (ácido retinoico), genisteína, cisteína, taurina, metionina y magnesio, indispensables para la actividad de la enzima de la sulfatación. (Los encontrarás en la lista de alimentos recomendados más adelante).
- Tomas el sol cada día mínimo 20 minutos, sin protección solar y en la mayor parte del cuerpo posible.
- Sigues una alimentación baja en histamina y sulfitos y bebes agua filtrada por ósmosis para evitar tóxicos.
- Te apoyas en suplementos nutricionales que desbloquean la sulfatación. Para esto ponte en manos de un especialista en PNIE para que identifique cuáles son los más adecuados en cada caso. Estos suplementos podrían ser: compuestos azufrados o mezcla de sulfatos, vitamina A, jengibre y molibdeno.

## Analíticas para equilibrar la sulfatación

- Colesterol total
- DHEA
- DHEA-sulfato
- Androstenediona
- Molibdeno
- Zinc
- Ácido úrico (urato)

## Suplementos para mejorar la sulfatación

- Suplementos que contengan grupos sulfatos, como: sulfato de condroitina, sulfato de glucosamina, sulfato de magnesio, etc. Ejemplo de estos pueden ser Ergyflex (Lab. Nutergia) o FlexiVita (Lab. Vitae).
- Suplemento de molibdeno puro o que contenga molibdeno en concentraciones adecuadas, como: Molibdeno 500 (Lab. Douglas) u Oligoviol B (Lab. Nutergia).
- Vitamina A o betacarotenos.
- Jengibre en cápsulas.

## Lista de alimentos que ayudan al hígado a sulfatar

| Tipo de alimento, bebida o compuesto activo | Lista de alimentos |
|---|---|
| Cafeína | Café de tueste natural, té negro, té verde, cacao |
| Ácido retinoico (forma bioactiva de la vitamina A) y betacarotenos | Hígado de ternera, de rape o de pollo, pescado blanco, huevos (yema), lácteos de cabra o de oveja fermentados<br>Frutas y verduras de color amarillo o naranja: calabaza, zanahoria, boniato<br>Otros alimentos que contienen provitamina A: alcachofas, manzanas, rúcula, espárragos |
| Genisteína (isoflavona) | Yogur de soja, miso, tempeh, sésamo, kudzu |

## Alimentos que contienen sulfatos y mejoran la sulfatación

| Tipo de alimentos | Lista de alimentos |
|---|---|
| Productos animales | Pescado, cordero, ternera, pollo, cerdo, pato, ganso, pavo, huevo y queso |
| Legumbres | Lentejas, guisantes, altramuces y alubias (cantidades pequeñas, 50 g) |
| Granos | Avena, trigo sarraceno, quinoa |
| Vegetales y frutas | Col, rábano picante, coles de Bruselas, puerros, berros, judías, albaricoque, melocotón, mango y melón |
| Nueces y semillas | Nueces de Brasil, sésamo, semillas de calabaza y girasol |
| Hierbas y especias | Mostaza, jengibre |
| Otros | Tahín, gomasio, alga cochayuyo |

# Menú y recetas para equilibrar la sulfatación

# Menú para equilibrar la sulfatación

| | Lunes | Martes | Miércoles |
|---|---|---|---|
| **DESAYUNO** | 1. Manzana salteada con aceite de coco<br>2. Crackers de semillas y jamón de pavo<br>3. Café tueste natural | 1. Macedonia de frutas del sol<br>2. Queso fresco de cabra<br>3. Té negro | 1. Tortilla francesa sobre lecho de berros<br>2. Pan de trigo sarraceno con ghee y rabanitos<br>3. Té verde |
| **COMIDA** | 1. Hígado de ternera a la plancha<br>2. Crema de guisantes y patata | 1. Ensalada verde de rúcula, judías y rábanos con gomasio<br>2. Piernas de pollo estofadas | 1. Cazuela de pescado y calabaza<br>2. Arroz integral |
| **CENA** | Pollo al horno con zanahorias, calabaza y boniato | 1. Dip de calabaza y frutos secos<br>2. Filete de merluza a la plancha | 1. Sopa de miso y algas<br>2. Quinoa salteada con verduritas y tempeh |

| Jueves | Viernes | Sábado | Domingo |
|---|---|---|---|
| 1. Kéfir de cabra u oveja con mix de semillas<br>2. Ensalada de frutas (manzana, granada, arándanos, melocotón naranja y nueces) | 1. Batido de cacao con leche de almendras<br>2. Tortilla de avena con aguacate | 1. Pincho de tortilla de patata y aceitunas<br>2. Café con leche de coco | 1. Lassi de mango y jengibre<br>2. Tostada de castaña o trigo sarraceno y tahín |
| 1. Alcachofas al horno con vinagreta de mostaza<br>2. Dorada al horno con boniato | 1. Trigo sarraceno hervido con lentejas y zanahoria<br>2. Salmón dorado con tamari | 1. Guisantes con calabaza a la cazuela<br>2. Mijo hervido con zanahoria | 1. Tortilla de calabaza y col kale<br>2. Puré de patata prebiótica con ghee |
| 1. Crema de zanahoria, leche de coco y kudzu<br>2. Hamburguesas vegetales con brócoli | 1. Huevos revueltos con espárragos verdes<br>2. Crema de calabaza, boniato, naranja y jengibre | 1. Falafel de boniato y garbanzo con salsa de kéfir y especias<br>2. Caldo de pollo con alga cochayuyo | 1. Verduras al vapor (brócoli, zanahoria, patata) con ghee<br>2. Hamburguesas de ternera con guacamole |

## Macedonia de frutas del sol

### Ingredientes

1 zanahoria mediana
1 melocotón
1 albaricoque
1 mango pequeño o media unidad
1 naranja
Jengibre y miel
Nueces de Brasil y sésamo

### Elaboración

1. Rallar las zanahorias por la parte fina, picar todas las frutas en cuadraditos y ponerlo todo en un bol.

2. Aparte, mezclar el zumo de naranja, la miel y un trocito de raíz de jengibre fresco rallado. Dejar reposar con el recipiente tapado durante unos 15 minutos.

3. Servir con nueces de Brasil troceadas y sésamo por encima.

## Lassi de mango y jengibre

### Ingredientes

1 vasito de kéfir de cabra (200 ml)
1 mango
1 pizca de cardamomo en polvo
1 cucharada de aceite de coco
Hojas de menta fresca

### Elaboración

1. Licuar todos los ingredientes con unos cubitos de hielo y adornar con hojas de menta fresca.

2. Puedes cambiar el mango por otra fruta de color amarillo como el melocotón o el albaricoque, o puedes hacerlo con zanahoria.

## Dip de calabaza y frutos secos

### Ingredientes

250 g de calabaza (ya pelada y sin semillas)
2 zanahorias
2 láminas de jengibre
Sal del Himalaya
1 pizca de pimienta negra
1 cucharada de ghee
1 cucharada de cúrcuma
50 g de mezcla de almendras, avellanas, nueces de Brasil y anacardos

### Elaboración

1. Poner la calabaza y la zanahoria cortadas en cuadraditos junto con las rodajas de jengibre en una fuente de horno y agregar la sal y la pimienta.

2. Repartir el ghee en trocitos por la superficie, remover todo un poco, cubrir con papel de horno y hornear durante 45 minutos a 180 grados.

3. Retirar del horno y poner todo en un vaso o recipiente hondo, agregar los frutos secos, la cúrcuma y triturar todo hasta que la textura sea la de un dip. Si está muy espeso puedes agregar el zumo de media naranja recién exprimida y triturar nuevamente.

# Guisantes con calabaza a la cazuela

## Ingredientes

300 g de calabaza ya pelada y sin semillas
1 cebolla mediana
1 cucharadita de ghee
1 cucharadita de jengibre fresco rallado
150 g de guisantes secos
1 l de caldo de verduras (hervir zanahorias, perejil, apio, alcachofa y puerro y colar)
1 loncha de panceta o beicon
Sal y pimienta

## Elaboración

1. En una cazuela, echar la cebolla, el jengibre y el ghee, añadir sal y pochar durante 4-5 minutos.

2. Agregar los guisantes y el beicon o panceta, remover y cubrir con la mitad del caldo de verduras. Tapar y esperar hasta que estén hechos los guisantes.

3. Después añadir la calabaza cortada en cuadraditos, agregar el caldo que falta y dejar hervir 15 minutos más a fuego lento y con la olla destapada.

4. Al final, sazonar con sal y pimienta al gusto.

## Falafel de boniato y garbanzo con salsa de kéfir y especias

### Ingredientes

1 boniato mediano
½ taza (125 g) de harina de garbanzo
1 trozo de raíz de jengibre
1 puñado de cilantro picado
1 puñado de perejil picado
1 cucharada de piñones
1 cucharada de sésamo
1 limón (zumo)
1 cucharadita de comino en polvo
1 cucharadita de cilantro en polvo
1 cucharada de aceite de coco
Sal y pimienta

### Elaboración

1. Precalentar el horno a 180 grados.

2. Pelar y cocinar al vapor el boniato cortado en cuadraditos pequeños. Triturar con un tenedor y reservar.

3. En un bol, mezclar la harina de garbanzo con el jengibre, las especias, el zumo de limón, sal y pimienta.

4. Añadir el boniato y ligar todo bien amasando con las manos. La textura debe ser blanda y que permita hacer bolitas; si hace falta puedes agregar un poco de agua mineral y untarte las manos con harina de garbanzo.

5. Hacer las bolitas y rebozar con los piñones y el sésamo, ponerlas en la bandeja de horno previamente engrasada con el aceite de coco. Hornear durante 20 minutos dándoles la vuelta para que se hagan bien por todas partes.

6. Servir las bolitas de falafel con palitos de zanahoria y la salsa para dipear.

Para la salsa: mezclar un vasito de kéfir o yogur de cabra con una cucharadita de cúrcuma, una cucharada de aceite de lino o de oliva, pimienta negra, una pizca de comino en polvo y sal del Himalaya. Puedes rallar un poco de pepino cohombro para que quede más espesa.

## Tortilla de calabaza y col kale

### Ingredientes

150 g de calabaza pelada y cortada en dados
4 huevos
½ taza de hojas de col kale limpias
2 cucharadas de semillas de calabaza
1 cucharada de aceite de coco
Sal y pimienta

### Elaboración

1. En una sartén grande, saltear la calabaza en el aceite de coco con sal y pimienta durante 5 minutos.

2. Agregar las hojas de col kale y saltear 3 minutos más.

3. En un bol, batir los huevos con un poco de sal. Agregar a la sartén y bajar el fuego para que se haga por un lado y no girarla (por eso es mejor utilizar una sartén grande, para que la capa de huevo sea fina).

4. Cuando esté casi hecha (los huevos jugosos sin hacer del todo), retirar del fuego y servir con semillas de calabaza por encima.

# La metilación

**Exceso de estrógenos:** dolor de cabeza o migrañas, insomnio, cansancio, retención de líquidos, ansiedad por comer, contracturas, lesiones de ligamentos, mamas fibroquísticas, obesidad, miomas, varices en testículos y piernas, endometriosis, fatiga crónica, fibromialgia, anemia, dolor menstrual, ansiedad, depresión o fobias, colon irritable, alergias, dolor articular crónico y enfermedades autoinmunes (tiroiditis de Hashimoto, artritis reumática, diabetes tipo 1, enfermedad de Crohn o colitis ulcerosa), cáncer de mama, de útero (incluido el de endometrio), de tiroides, de colon, de cérvix o de próstata, hemorroides, infarto de miocardio o ictus cerebral, y osteoporosis.

**Exceso de histamina:** piel seca, dermatitis, picores, congestión nasal, alergias estacionales o alimentarias, dolor de cabeza o migrañas, dolores articulares, presión arterial baja, colon irritable, contracturas musculares y dolores crónicos.

**Exceso de hormonas del estrés:** nerviosismo, ansiedad, fobias, miedos, impaciencia, depresión, cefaleas o migrañas, dolores crónicos y problemas hormonales.

Esta fase es la encargada de transformar hormonas sexuales, hormonas del estrés, histamina y tóxicos para que puedan ser eliminados por nuestros emuntorios (los órganos o partes del cuerpo que sirven para evacuar o excretar).

Cuando no funciona bien, tendremos más predisposición a sufrir enfermedades cardiovasculares, infartos, demencia, alzhéimer, alergias, dolor crónico, dolor en la articulación de la mandíbula, dolor de cabeza, migrañas, ansiedad, fobias, depresión y osteoporosis.

## Sabrás que metilas lentamente si...

- Sufres de dolor de cabeza, migrañas o contracturas a mitad del ciclo menstrual.
- Tienes dolor en la articulación temporomandibular (ATM) con «clics» en mandíbula cuando abres la boca.
- Eres perfeccionista, autoexigente, planificador, organizado, obsesivo, meticuloso, controlador...
- Cuando tomas un café tienes taquicardia, estás nervioso y no puedes dormir.
- En épocas de estrés sufres de caspa, dolor de cabeza, diarreas, eccemas, contracturas, ardor de estómago, hormigueo en los dedos de las manos, ansiedad, depresión, etc.
- Tienes fatiga crónica o fibromialgia.

## Empeorarás si...

Comes alimentos ricos en histamina, alimentos que potencien la síntesis de hormonas del estrés y tomas fármacos que afectan a la metilación.

| | |
|---|---|
| **Alimentos activadores de hormonas del estrés** | Café, té, chocolate, guaraná, refrescos estimulantes |
| **Alimentos ricos en histamina** | (Se detallan más adelante) |
| **Fármacos que afectan a la metilación por la reducción de $B_9$ y $B_{12}$** | Metformina<br>Colchicina<br>Fenitoína<br>Metotrexato o sulfasalazina<br>Antiácidos |

Es habitual que un metilador lento pueda hacer déficit de $B_{12}$, lo cual tiene unos síntomas muy característicos:

- Diarrea o estreñimiento.
- Cansancio crónico y falta de energía.
- Inestabilidad o mareo al levantarse o después de un esfuerzo.
- Temblores, especialmente en las manos.
- Cara pálida, anemia.
- Hormigueo en los dedos de las manos.
- Eccemas, rojeces en la piel o dermatitis.
- Encías que sangran y punta de la lengua roja.
- Ansiedad, depresión.
- Insomnio.
- Dolores musculares crónicos.
- Ardor de estómago constante.
- Terminar de comer y sentirse muy lleno.
- Digestiones lentas.

- Levantarte plano e ir hinchándote durante el día.
- Ardor y gases.

## Alimentos ricos en histamina

- Naranja, limón, mandarina, pomelo, kiwi, piña, papaya, frambuesas, aguacate, plátano, fresas, ciruelas
- Chocolate y derivados (crema de cacao, cacao en polvo, bombones, etc.)
- Vaca: leche y derivados (queso, yogur, yogur líquido, natillas, nata, chocolate con leche, puré de patata artificial, helados, flan, crema catalana, etc.)
- Soja: leche de soja y derivados (miso, tempeh, tamari, tofu, lecitina de soja, brotes de soja, yogur de soja, salsa de soja, etc.)
- Café, té, alcohol, cerveza, vino, vinagre y confitados
- Pescado azul y marisco
- Frutos secos (nueces, cacahuetes, almendras)
- Cerdo y embutidos, carne de la nevera de más de 48 horas
- Trigo y derivados (pan, pasta, cereales, pizzas, pastelería, bollería, harinas, rebozados, etc.)
- Tomate, pimiento, berenjena, patata, espinacas y acelgas, y verduras fermentadas como el chucrut
- Azúcar blanco y aditivos (glutamato o E-621, aspartamo, helados, pasteles, chucherías, etc.)
- Envasados en extracto, ahumados, conservas o fermentados
- En menor cantidad, también la clara del huevo y algunas legumbres como los garbanzos
- También las setas si no son frescas y las aceitunas

Es recomendable evitar los alimentos que contienen gluten: trigo (seitán, cuscús, bulgur), cebada, Kamut®, espelta, centeno y malta. Y valorar si la avena está contaminada o no.

## Mejorarás si...

La metilación mejora con la ingesta habitual de alimentos ricos en vitaminas $B_2$, $B_6$, $B_9$ y $B_{12}$, magnesio, metionina, colina, inositol y trimetilglicina, indispensables para la actividad de las enzimas de la metilación.

- Vitamina $B_2$: cereales integrales, pescado azul, quesos, sésamo, frutos secos (nueces de Brasil, macadamia, piñones, anacardos), hígado de bacalao, etc.
- Vitamina $B_6$: pistachos, plátano, dátiles, patata, ajo y col.
- Vitamina $B_9$: remolacha, brócoli, col, espárragos, algas, legumbres (garbanzos), hojas verdes, aguacate, hígado de bacalao, etc.
- Vitamina $B_{12}$: marisco, pescado, carne, yema de huevo y alga espirulina.
- Magnesio: espinacas, cacao, frutos secos (nueces de Brasil, macadamia, piñones, anacardos), legumbres (garbanzos), sésamo, etc.
- Metionina: carne, pescado, huevos, sésamo, frutos secos (nueces de Brasil, macadamia, piñones, anacardos), etc.

Recuerda que debes evitar los alimentos ricos en histamina, pero a medida que la metilación esté en mejor estado, es recomendable ir introduciendo alimento por alimento para completar la lista de nuevo.

En especial, la falta de vitamina $B_9$ hace que la homocisteína se eleve, parámetro que puedes comprobar con una analítica. Y existe la posibilidad de que metiles lentamente debido a alteraciones genéticas: por un polimorfismo del gen COMT (Val158M) que codifica su síntesis y por otros polimorfismos implicados en la activación de la vitamina $B_{12}$ o del ácido fólico, por lo que haría falta un análisis genético para saberlo.

Una actividad adecuada del COMT evita el efecto proliferador de los estrógenos en personas con miomas, endometriosis o cáncer de mama, y ofrece mayor protección en el caso de tumores hormonodependientes y preeclampsia durante el embarazo. Si tienes la homocisteína elevada, te recomiendo que revises tu alimentación y ayudes a la microbiota del intestino aportándole las bacterias *Lactobacillus plantarum* y *Bifidobacterium* spp., que fabrican ácido fólico, y *Lactobacillus reuteri,* para mejorar la vitamina $B_{12}$.

## Analíticas para saber si metilas bien

- Homocisteína
- Vitamina $B_9$
- Vitamina $B_{12}$
- Vitamina $B_6$
- Magnesio eritrocitario
- Ácido metilmalónico

## Suplementación a tener en cuenta

- Suplementos del grupo B en su forma metilada.
- Betaína + pepsina o trimetilglicina, si te falta ácido en el estómago.
- Prebióticos: *Lactobacillus plantarum* y *Bifidobacterium spp.,* que fabrican ácido fólico, y *Lactobacillus reuteri,* para la falta de $B_{12}$.
- N-acetilcisteína o glutatión, en caso de que la homocisteína después de ser tratada con vitaminas del grupo B no se reduzca lo suficiente.
- DHA (omega-3).

## Alimentos que debes consumir con frecuencia para ayudar a la metilación

| | |
|---|---|
| **Vitamina $B_2$** | Cereales integrales, sésamo, frutos secos (nueces de Brasil, macadamia, piñones, anacardos), hígado de bacalao, etc. |
| **Vitamina $B_6$** | Pistachos, dátiles, ajo y col |
| **Vitamina $B_9$** | Remolacha, brócoli, col, espárragos, algas, legumbres (menos los garbanzos), hojas verdes, hígado de bacalao, etc. |
| **Vitamina $B_{12}$** | Pescado blanco, carne, yema de huevo y alga espirulina |
| **Magnesio** | Frutos secos (nueces de Brasil, macadamia, piñones, anacardos), legumbres (menos los garbanzos) , sésamo, etc. |
| **Metionina** | Carne, pescado, huevos, sésamo, frutos secos (nueces de Brasil, macadamia, piñones, anacardos), etc. |
| **Colina** | Yema de huevo, nueces de Brasil, cacahuetes, etc. |
| **Inositol** | Cereales integrales y legumbres (menos los garbanzos) |
| **Trimetilglicina** | Brócoli, remolacha |

## Alimentos que debes evitar

- Naranja, limón, mandarina, pomelo, kiwi, piña, papaya, frambuesas, aguacate, plátano, fresas, ciruelas
- Chocolate y derivados (crema de cacao, cacao en polvo, bombones, etc.)
- Vaca: leche y derivados (queso, yogur, batido de cacao, natillas, nata, chocolate de leche, puré de patata artificial, helados, flan, crema catalana, etc.)
- Soja: leche de soja y derivados (miso, tempeh, tamari, tofu, lecitina de soja, brotes de soja, yogur de soja, salsa de soja, etc.)

- Café, té, alcohol, cerveza, vino, vinagre y confitados
- Pescado azul y marisco
- Frutos secos (nueces, cacahuetes, almendras)
- Cerdo y embutidos, carne de la nevera de más de 48 horas
- Trigo y derivados (pan, pasta, cereales, pizzas, pastelería, bollería, harinas, rebozados, etc.)
- Tomate, pimiento, berenjena, patata, espinacas y acelgas, y verduras fermentadas como el chucrut
- Azúcar blanco y aditivos (glutamato o E-621, aspartamo, helados, pasteles, chucherías, etc.)
- Envasados en extracto, ahumados, conservas o fermentados
- Clara del huevo y algunas legumbres como los garbanzos
- Setas si no son frescas... y aceitunas...

# Menú y recetas para equilibrar la metilación

# Menú para equilibrar la sulfatación

| | Lunes | Martes | Miércoles |
|---|---|---|---|
| **DESAYUNO** | Batido metilador | 1. Infusión de jengibre, lotus y lavanda<br>2. Pan de trigo sarraceno con mantequilla de coco y dátiles medjoul a láminas | 1. Zumo de remolacha y manzana<br>2. Tortilla de 2 huevos con canónigos y rúcula |
| **COMIDA** | 1. Puré de boniato<br>2. Pata de pulpo a la plancha | 1. Espárragos a la plancha<br>2. Pastel de pollo y boniato | 1. Ensalada de tomate, aguacate y cilantro<br>2. Lentejas con jamón |
| **CENA** | 1. Crema de brócoli con anacardos<br>2. Salmón salvaje con alcachofas al horno | 1. Guacamole de brócoli<br>2. Hamburguesa casera de ternera con remolacha | 1. Ensalada de berros, rúcula y zanahoria rallada<br>2. Merluza a la plancha |

Las patatas prebióticas son aquellas que se han cocinado en agua, al vapor o al horno, y se han refrigerado durante 24 horas para después ser utilizadas en las preparaciones.
El pescado azul, en una primera fase, lo sustituiríamos por pescado blanco.

| Jueves | Viernes | Sábado | Domingo |
|---|---|---|---|
| Macedonia con zumo de remolacha y frutos secos (anacardos, piñones y pistachos) | Tostadas de trigo sarraceno con 2 huevos a la plancha | Porridge con frutas amarillas (melocontón, albaricoque, nectarina, ciruela) | 1. Brownie saludable<br>2. Infusión de menta y té verde |
| 1. Ensalada de legumbres<br>2. Brochetas de pollo y chips de col kale | 1. Alcachofas al horno<br>2. Sepia a la plancha | 1. Ensalada de hojas verdes con mezcla de frutos secos (anacardos, piñones, nueces de Brasil)<br>2. Arroz semiintegral con verduritas y gambas | 1. Ensalada de remolacha, zanahoria y tomate<br>2. Pollo al pesto |
| 1. Arroz salvaje con cazón a dados<br>2. Puré de coliflor con nuez moscada | 1. Judías verdes al dente con aceite y mostaza<br>2. Croquetas de pollo sin gluten | Ensalada de quinoa con 2 huevos poché | 1. Sopa tailandesa de shitake, pollo y brócoli<br>2. Boquerones al horno |

## Batido metilador

### Ingredientes

1 cucharada sopera de mezcla de semillas
3 flores de brócoli crudo
Zumo de 2 remolachas
1 manzana cruda
2 zanahorias
2 rodajas de jengibre

### Elaboración

1. Meter todo en la batidora y ¡listo!

# Brownie saludable

## Ingredientes

4 plátanos
5 huevos
3 cucharadas de cacao puro
2 cucharadas soperas de aceite o mantequilla de coco
50 g de anacardos
50 g de piñones
5 dátiles
1 cucharada de postre de bicarbonato

## Elaboración

1. Mezclar todos los ingredientes y triturar.

2. Hornear a 180 grados durante unos 35 minutos.

# Crema de brócoli con anacardos

## Ingredientes

¼ de brócoli
½ cebolla
½ manzana
20 anacardos
Sal sin refinar
Aceite de oliva virgen
Semillas de mostaza trituradas al momento

## Elaboración

1. Sofreír la cebolla con un poco de aceite y, en cuanto cambie de color, añadir los anacardos, sal y agua hasta que cubra. Llevar a ebullición durante 10 minutos.

2. Añadir el brócoli y la manzana y hervir tapado durante 4 minutos.

3. Retirar del fuego, sacar el brócoli enseguida y pasarlo por agua fría.

4. Cuando el resto esté templado, se tritura bien fino.

5. Servir con un buen chorro de aceite de oliva virgen y semillas de mostaza espolvoreadas por encima.

# Pastel de pollo y boniato

## Ingredientes

1 boniato
1 pechuga de pollo
Zumo de 1 limón
Comino
Sal
Aceite de oliva virgen
Cilantro

## Elaboración

1. Precalentar el horno a 150 grados y hornear el boniato entre 20-30 minutos, dependiendo del tamaño. Una vez hecho, retirar la piel y chafar con el tenedor.

2. Cortar a dados la pechuga y macerar con el comino, la sal y el limón durante 2 horas.

3. Cocinar el pollo a la plancha y mezclar con el boniato.

4. Rellenar unos moldes cilíndricos y servir, adornado con un chorrito de aceite de oliva virgen y una hoja de cilantro.

## Puré de coliflor con nuez moscada

### Ingredientes

¼ de coliflor
1 cebolla pequeña
Aceite de oliva virgen
Sal y nuez moscada

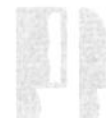

### Elaboración

1. Cortar la cebolla y sofreír con un poco de sal.

2. Añadir la coliflor, cubrirla con agua hasta la mitad y llevar a ebullición durante dos minutos.

3. Añadir la nuez moscada y triturar.

## Croquetas de pollo sin gluten

### Ingredientes

1 pechuga de pollo
1 cebolla pequeña
40 g de harina de arroz
Caldo de pollo y verduras (mejor casero)
Sal y nuez moscada
Aceite de oliva virgen
Harina de arroz
1 huevo

### Elaboración

1. Hacer la pechuga a la plancha y luego desmenuzarla con los dedos bien finita.

2. Rallar la cebolla y echarla a la sartén con algo de aceite, pero con cuidado porque se hace enseguida. Añadir la harina de arroz poco a poco y cubrir con el caldo hasta conseguir la textura deseada. Por último, agregar el pollo.

3. Cuando quede como una masa compacta, retirar del fuego y dejar en reposo toda la noche

4. A la mañana siguiente ya se puede moldear y rebozar en harina y huevo.

5. Puedes hacer las croquetas al horno y así evitarte el exceso de aceite.

# La glucuronidación

Picores generales, piel seca, fatiga, cabeza espesa, embotada, poca concentración y poca memoria, mala digestión de las grasas, heces pastosas o diarreas, heces claras que flotan, colon irritable, reflujo, insomnio, dolor de cabeza, mareos, depresión, cambios de humor, ansiedad, irritabilidad, fobias sociales y ataques de pánico, sensibilidad química múltiple, dolores musculares, espasmos y dolores articulares, intolerancia al alcohol.

## ¿Glucuronidas lento?

Si la glucuronidación va lenta no podrás eliminar de tu cuerpo los estrógenos y los andrógenos, la bilirrubina, los paracetamoles y muchos tóxicos ambientales.

Gracias a las enzimas de la glucuronidación, que se llaman «UGT» y se producen en el hígado y otros órganos, conseguimos limpiar nuestro cuerpo de sustancias tóxicas.

## ¿Qué nos ayuda a eliminar este embudo?

- Estrógenos
- Andrógenos
- Ácidos biliares
- Alcohol
- Bilirrubina
- Hormonas tiroideas
- Tóxicos ambientales
- Medicamentos (naproxeno, paracetamol, sertralina, etc.)
- Tóxicos cancerígenos
- Polifenoles
- Aminas

Gracias a este embudo, todos estos compuestos se vuelven solubles para ser eliminados en la orina o para que sean transportados a través de la bilis hacia el intestino, donde son eliminados en las heces.

## Sabrás que glucuronidas lento si...

- Tienes síntomas de exceso de andrógenos: acné, hirsutismo, cabello fino o escaso en la zona central de la cabeza, ovarios poliquísticos, piel grasienta o pelos enquistados.
- Tienes la parte blanca de los ojos y la piel con un tono amarillento, o te han diagnosticado el síndrome de Gilbert.
- Te sientes cansado y tienes dificultades para concentrarte y pensar con claridad.
- Tienes picores por todo el cuerpo.

## Empeorarás si...

Consumes alimentos que contienen flavonoides y algunos medicamentos que pueden frenar la glucuronidación.

- EGCG: té verde y té negro.
- Quercetina: piel de la manzana, la uva, el ajo y la cebolla. Es antihipertensiva y antiinflamatoria entre otras propiedades, pero frena las enzimas UGT.
- Tangeritina: piel de la mandarina y otros cítricos.
- Naringenina: pomelo.
- Genisteína: soja y sésamo.
- Silimarina o silibinina: cardo mariano.
- Acetaminofeno: paracetamol.
- Antiinflamatorios: ibuprofeno, diclofenaco y naproxeno, entre otros.
- Ácido retinoico: cremas para el acné. Proviene de la vitamina A y el betacaroteno.
- Ansiolíticos y sedantes.

Si no glucuronidas bien y tomas paracetamol o ibuprofeno para los dolores menstruales, usas cremas con ácido retinoico o tomas suplementos de vitamina A o betacarotenos para el acné, estás empeorando el origen del problema, pues estarás frenando el embudo que te ayudará a eliminar las hormonas que te están provocando estos síntomas.

## Mejorarás si...

- Consumes frutas cítricas y verduras que aumenten la actividad de la UGT, la cual te permitirá eliminar correctamente la bilirrubina, los tóxicos y los estrógenos. (Ver lista más adelante.)
- Tomas té kombucha fermentado. Contiene ácido glucurónico, el cual mejora la glucuronidación.
- Comes alimentos ricos en crisina, como miel, própolis, pasiflora, zanahoria y manzanilla.
- Tomas cúrcuma.
- Comes alimentos ricos en diazeína, como las legumbres y especialmente la soja fermentada (yogur, miso, tempeh).
- Evitas los ayunos prolongados, porque no podrás eliminar los tóxicos de las células adiposas.
- Te expones a la luz solar, que ayuda a metabolizar o a degradar el exceso de bilirrubina. Te recomiendo exponer todo el cuerpo al sol o rayos UV. Seguro que recuerdas que a los bebés prematuros que nacen con la piel amarillenta los ponen debajo de una luz para que se degrade la bilirrubina.
- Haces ejercicio adaptado a tu fuerza de manera regular.
- Disfrutas de un buen descanso nocturno.
- Evitas exponerte a tóxicos, beber alcohol o tomar medicamentos que dañan el hígado (lee los prospectos).
- Resuelves el problema del hipotiroidismo, en caso de sufrirlo.

## Poderosa cúrcuma y trucos para potenciarla

La cúrcuma es muy poderosa por sus propiedades antioxidantes y antiinflamatorias. También ayuda al buen funcionamiento del hígado y tiene efectos positivos sobre la depresión, el cáncer y el alzhéimer. Pero tiene dos problemas; el primero, que no se absorbe o asimila fácilmente; y el segundo, que se metaboliza o degrada muy rápido gracias a la glucuronidación. Esto quiere decir que en las personas en las que este embudo funciona correctamente, la cúrcuma pasa rápido por el hígado, se vuelve soluble y se elimina. Así que tenemos que ayudar al cuerpo a mantenerla más tiempo en sangre con estos trucos:

- Toma la cúrcuma mezclada con aceite de oliva o de lino y pimienta negra, por ejemplo en una vinagreta, o agrega esta mezcla a una sopa, un guiso, un arroz o un plato de legumbres.
- Toma una taza de té verde después de comer platos a los que hayas agregado la cúrcuma, ya que así se mejora su absorción.
- Hemos mencionado antes algunas sustancias que frenan la glucuronidación. En el caso de la cúrcuma, nos conviene frenar un poco este embudo para que no se metabolice tan rápido y mantenerla en sangre más tiempo obteniendo así más beneficios. Por esto es recomendable combinarla con: manzana, uvas (contienen quercetina), pasiflora, altramuces, miel, sésamo, pomelo, ajo o cebolla.

## ¿Te sale alta la bilirrubina en sangre?

Si tienes la bilirrubina alta o te han diagnosticado el síndrome de Gilbert podrías experimentar síntomas como:

- Fatiga crónica.
- Dolor de cabeza.
- Picores.
- Deposiciones pastosas, que flotan, de color verdoso o muy claras.

Esto ocurre porque las personas que padecen esta enfermedad hereditaria no tienen niveles normales de la enzima UGT, la que ayuda a la glucuronidación.

## Analíticas recomendadas

- Bilirrubina total e indirecta
- Bilirrubina directa
- Androstenediona

## Suplementación para mejorar la glucuronidación

Los siguientes suplementos pueden mejorar la glucuronidación y te los puede recomendar tu especialista o tu PNIE.

- Calcio D-Glucarate
- Resveratrol
- Magnesio y vitamina $B_6$
- Alcachofa: contiene ácido glucurónico
- Malvavisco (*Althaea officinalis*): contiene ácido glucurónico
- Sulfato de condroitina
- Limoneno (cáscara de los cítricos, eneldo y aceite de semillas de comino)
- Aceite de hígado de pescado
- Crisina

## Lista de alimentos que mejoran la glucuronidación

| Tipo de alimento, bebida o compuestos activo | Lista de alimentos |
|---|---|
| **Verduras crucíferas** | Brócoli, coliflor, repollo, col (roja y verde), brotes de rábano fresco, brotes de brócoli, coles de Bruselas, berros |
| **Resveratrol** | Uvas con semilla, cacahuetes con la piel, soja, té itadori |
| **Frutas cítricas** | Pomelo, naranja, limón, mandarina |
| **Tés e infusiones** | Diente de león, té rooibos, té honeybush |
| **Hierbas y especias** | Romero, cúrcuma, curri, eneldo |
| **Soja** | Soja en grano, brotes de soja, soja fermentada |
| **Ácido elágico** | Bayas, granadas, uvas, nueces, grosellas negras |
| **Ácido ferúlico** | Cereales integrales, café tostado, tomates, espárragos, aceitunas, bayas, guisantes, verduras y cítricos |
| **Astaxantina** | Algas, salmón, trucha, krill, gambas, cangrejo |
| **Legumbres** | Frijol o alubia roja y negra, brotes de azukis |
| **Frutas y verduras que contienen ácido glucurónico** | Naranja, pomelo, limón, manzana, melocotón, albaricoque, ciruela, cerezas, uvas, espinacas, zanahorias, brotes de alfalfa, coles, coles de Bruselas, coliflor, brócoli, maíz, pepino, lechuga, apio, pimiento, tomate y patata |
| **Bebidas con ácido glucurónico** | Té kombucha |

# Menú y recetas para mejorar la glucuronidación

# Menú para mejorar la glucuronidación

| | Lunes | Martes | Miércoles |
|---|---|---|---|
| **DESAYUNO** | 1. Manzanas a la plancha<br>2. Kéfir de cabra<br>3. Té honeybush | 1. Bol de zanahoria y cítricos<br>2. Tortilla francesa con espinacas<br>3. Té rooibos | 1. Cúrcuma latte (leche dorada)<br>2. Mix de frutos secos y uvas |
| **COMIDA** | 1. Brócoli al vapor con ghee y cúrcuma<br>2. Salmón al papillote | 1. Coles de Bruselas asadas con cebolla<br>2. Patatas con romero<br>3. Lubina al horno | 1. Potaje de azukis y col lombarda a la naranja<br>2. Arroz integral |
| **CENA** | 1. Guisantes con jamón ibérico<br>2. Crema de zanahoria y calabaza con gomasio | 1. Salteado de brócoli y ternera<br>2. Puré de patatas con ghee | 1. Ensalada de germinados y vegetales<br>2. Sardinas al horno |
| **ENTRE HORAS** | Té kombucha, nueces, frutas (cítricas, manzana, uvas, albaricoque, | | |

1. Naranja con canela





| Jueves | Viernes | Sábado | Domingo |
|---|---|---|---|
| 1. Naranja con canela<br>2. Pan de calabaza y nueces<br>3. Té honeybush | 1. Zumo verde<br>2. Pan de trigo sarraceno con ghee<br>3. Café | 1. Compota de manzana<br>2. Huevos duros en su nido<br>3. Té rooibos | 1. Tostada de sarraceno con tomate y jamón ibérico<br>2. Café.<br>3. Mandarina |
| 1. Verduras al wok con camarones y curri<br>2. Mijo hervido | 1. Trinxat de la Cerdanya<br>2. Merluza a la plancha<br>3. Ensalada primaveral | Arroz de coliflor al curri con verduras y pollo | 1. Huevos al plato sobre cama de azukis<br>2. Aguacate<br>3. Tortillas de maíz (eco) |
| Espaguetis de calabacín con brócoli y pesto | 1. Sopa de miso y algas<br>2. Espárragos a la plancha<br>3. Tortilla de patatas | 1. Hamburguesa vegetal de tofu y setas<br>2. Guacamole de brotes<br>3. Crudités de pepino y zanahoria | 1. Pollo con salsa de grosellas.<br>2. Crema de guisantes y brócoli |
| melocotón, ciruela, cerezas), té rooibos, café o té honeybush | | | |

## Bol de zanahoria y cítricos

### Ingredientes

2 zanahorias medianas
1 naranja
1 limón
1 cucharada de miel

### Elaboración

1. Pelar las zanahorias y rallarlas, agregar el zumo de la naranja y el limón y servir con la miel por encima.

## Potaje de azukis y col lombarda a la naranja

### Ingredientes

1 bote de azukis cocidos
1 cebolla blanca finamente picada
½ taza de tomate triturado
½ col lombarda cortada en tiras
1 naranja pelada y cortada en medias lunas
Cúrcuma
Pimienta negra
Aceite de oliva

### Elaboración

1. Pochar la cebolla en un chorrito de aceite de oliva con un poco de sal, agregar el tomate triturado y cocer a fuego lento durante 10 minutos.

2. Cuando el sofrito esté listo, agregar los azukis lavados y media taza de agua filtrada, y dejar que cueza durante 15 minutos.

3. En un bol aparte, mezclar la col lombarda picada con los trozos de naranja, un poco de cúrcuma, pimienta negra y aceite de oliva.

4. Servir el azuki en plato hondo y cubrir con la mezcla de col, naranja y especias.

## Pan de calabaza y nueces

### Ingredientes

250 g de calabaza cocida
3 cucharadas de ghee o de aceite de coco
6 dátiles triturados con agua
2 huevos
60 ml de leche de coco o de almendras
½ cucharadita de canela
½ cucharadita de jengibre
100 g de nueces
200 g de harina de avena integral (o triturar los copos)
1 cucharadita de bicarbonato
Sal

### Elaboración

1. Precalentar el horno a 170 grados.

2. En un bol, mezclar los ingredientes húmedos: el ghee, los dátiles triturados y los huevos.

3. Cocinar la calabaza al vapor y machacar con un tenedor. Añadir al bol la calabaza, las especias y la leche vegetal. Remover bien todos los ingredientes.

4. En un bol aparte, mezclar la harina de avena integral (copos triturados) con el bicarbonato y la sal. Añadir los ingredientes secos a los húmedos y mezclar bien.

5. Finalmente, verter en un molde de cristal (antes poner mantequilla o aceite de coco) y añadir las nueces por encima.

6. Hornear durante 40 minutos o hasta que el palillo salga totalmente limpio.

## Zumo verde

### Ingredientes

1 hoja de col kale
½ rama de apio
1 manzana verde
1 puñado de germinados de brócoli
Zumo de 1 limón
Agua mineral

### Elaboración

1. Poner todos los ingredientes en la licuadora, colar y servir con limón y una ramita de apio fresco.

## Crema de guisantes y brócoli

### Ingredientes

1 cebolla picada
250 g de guisantes verdes (frescos o congelados eco)
500 ml de caldo de verduras
½ brócoli troceado (150-200 g)
Sal y pimienta
Aceite de oliva

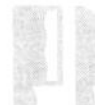

### Elaboración

1. Pochar la cebolla en un chorrito de aceite de oliva con un poco de sal.

2. Añadir los guisantes, remover y agregar el caldo de verduras. Dejar hervir durante 30 minutos.

3. Agregar el brócoli, tapar y apagar. Dejar que el brócoli se haga con el calor durante 5 minutos.

4. Triturar y servir con gomasio y aceite de oliva.

## Huevos al plato sobre cama de azukis

### Ingredientes

1 cebolla cortada en láminas
1 diente de ajo picado
1 bote de azukis cocidos
½ taza de tomate triturado
4 huevos
1 vasito de yogur de cabra
Especias al gusto: cúrcuma, pimienta, comino, pimentón
1 puñado de cilantro fresco

### Elaboración

1. Pochar la cebolla en un chorrito de aceite de oliva con un poco de sal.

2. Añadir las especias al gusto y remover durante 1 minuto, luego los azukis y el tomate triturado, agregar sal y tapar. Cocinar durante 10 minutos.

3. Abrir cuatro huecos en la cazuela para echar los huevos, tapar y dejar que los huevos se hagan al punto que desees.

4. Servir con yogur de cabra y cilantro fresco.

# Resumen de alimentos que mejoran los diferentes «embudos» de detoxificación hepática

| Grupo de alimentos | Alimento | Sulfatación | Retilación | Glucuronidación |
|---|---|---|---|---|
| Carnes | Hígado | ✔ Inductor | ✔ | |
| | Pescado | ✔ Inductor | ✔ | |
| | Huevo | ✔ Inductor | ✔ | |
| | Marisco | ✔ | ✔ | |
| | Cordero | ✔ | | |
| | Ternera | ✔ | | |
| | Pollo | ✔ | ✔ | |
| | Cerdo | ✔ | | |
| | Aves de corral | ✔ | ✔ | |
| | Queso | ✔ | | |
| Legumbres | Lentejas | ✔ | ✔ | |
| | Guisantes | ✔ | | ✔ |
| | Judías verdes | ✔ | | |
| | Soja | | | ✔ Inductor |
| | Soja negra | | | |
| | Camote morado | | | |
| | Soja fermentada | | | ✔ Inductor |
| | Frijol mungo | | ✔ | ✔ |
| | Azukis | | ✔ | ✔ |
| | Garbanzos | | ✔ | |

| Grupo de alimentos | Alimento | Sulfatación | Retilación | Glucuronidación |
|---|---|---|---|---|
| **Bebidas** | **Café tueste natural** | ✔ Inductor | | ✔ |
| | **Té verde** | ✔ Inductor | | |
| | **Té negro** | ✔ Inductor | | |
| | **Té rooibos** | | | ✔ Inductor |
| | **Té honeybush** | | | ✔ Inductor |
| | **Té itadori** | | | ✔ |
| | **Infusión de diente de león** | | | ✔ |
| | **Cacao** | ✔ Inductor | | |
| | **Té kombutxa** | | | ✔ |
| **Frutas y verduras** | **Ricas en betacarotenos** | ✔ Inductor | | |
| | **Albaricoque** | ✔ Inductor | | |
| | **Melocotón** | ✔ | | ✔ |
| | **Ciruelas** | | | ✔ |
| | **Zanahoria** | ✔ Inductor | | ✔ |
| | **Frutas cítricas (pomelo, naranja, limón, mandarina)** | | | ✔ Inductor |
| | **Manzana** | | | ✔ |
| | **Frutos rojos y bayas: grosellas, moras, arándanos, frambuesas, cerezas** | | | ✔ |
| | **Uvas** | | | ✔ |

| Grupo de alimentos | Alimento | Sulfatación | Retilación | Glucuronidación |
|---|---|---|---|---|
| Frutas y verduras | Granada | | | ✔ |
| | Boniato | ✔ Inductor | | |
| | Calabaza | ✔ Inductor | | ✔ |
| | Rúcula | ✔ Inductor | | |
| | Espárragos | ✔ Inductor | ✔ | ✔ |
| | Alcachofas | ✔ Inductor | | |
| | Pepino cohombro | ✘ | | ✔ |
| | Lechuga | | | ✔ |
| | Coles de Bruselas | ✔ Inductor | | |
| | Repollo | ✔ Inductor | | ✔ |
| | Rábano | ✔ | | ✔ |
| | Berros | | | ✔ |
| | Espinacas | ✔ Inductor | ✔ | ✔ |
| | Apio | | | ✔ |
| | Crucíferas: brócoli, coliflor, coles de Bruselas | | ✔ | ✔ Inductor |
| | Verduras Allium (cebollino, puerro, ajo, cebolla) | ✘ | | |
| | Ajo | ✘ | ✔ | |
| | Remolacha | | ✔ | |

| Grupo de alimentos | Alimento | Sulfatación | Retilación | Glucuronidación |
|---|---|---|---|---|
| Frutas y verduras | Tomate | | | ✔ |
| | Brotes de alfalfa | | | ✔ |
| | Boniato | | ✔ | |
| | Patata | | | |
| Cereales | Centeno | ✔ | ✔ | ✔ |
| | Cebada | ✔ | | ✔ |
| | Trigo sarraceno | ✔ | | |
| | Quinoa | ✔ | ✔ | |
| | Teff | | ✔ | |
| | Avena | | ✔ | ✔ |
| | Kamut® | | ✔ | |
| | Amaranto | | ✔ | |
| | Maíz | | | ✔ |
| Frutos secos y semillas | Nueces | ✔ | | |
| | Nueces de Brasil | ✔ | ✔ | |
| | Almendras | ✔ | | |
| | Cacahuetes | ✔ | ✔ | ✔ |
| | Pistachos | | ✔ | |
| | Semillas de girasol | | | |
| | Mix de semillas | | ✔ | |
| | Mix de frutos secos | | ✔ | |

| Grupo de alimentos | Alimento | Sulfatación | Retilación | Glucuronidación |
|---|---|---|---|---|
| Frutos secos y semillas | Semillas de calabaza | | ✔ | |
| | Semillas de sésamo | | ✔ | |
| Hierbas y especias | Mostaza | ✔ | ✔ | |
| | Jengibre | ✔ | | |
| | Cúrcuma | ✘ | | ✔ |
| | Cardo mariano | | | |
| | Hojas de mostaza | | ✔ | |
| | Espirulina | | ✔ | |
| | Diente de león | | | ✔ Inductor |
| | Romero | | | ✔ Inductor |
| | Eneldo | | | ✔ |
| | Perejil | | | ✔ |
| | Pimienta negra | | | ✔ |
| Grasas | Aceite de pescado | | | |
| | Ghee | | | |
| | Aguacate | | ✔ | |
| | Aceitunas | | | ✔ |

# 4

# La importancia de la salud intestinal y su relación con la salud hormonal

Hemos visto en el capítulo dedicado al intestino que nuestra microbiota regula la saciedad, la sensibilidad a la insulina, las hormonas, el estado emocional y nuestra conducta. También hemos visto en el capítulo sobre el hígado que mantener los embudos de detoxificación de estrógenos bien limpios es fundamental para su posterior eliminación a través de las heces. Ahora veremos cómo se relacionan los estrógenos y la microbiota una vez que el hígado ha realizado su función. Esta relación es bidireccional o recíproca, es decir, los estrógenos afectan a las bacterias y las bacterias afectan a los estrógenos.

## ¿Cómo afectan los estrógenos a la salud intestinal?

- Los estrógenos tienen receptores en las células del sistema gastrointestinal y afectan al intestino, nuestro llamado segundo cerebro, regulando la absorción o asimilación de los alimentos.
- Durante la menstruación se produce una retención de líquidos en el colon que provoca que las heces sean más pastosas durante la regla.
- Los estrógenos regulan la barrera intestinal y el mantenimiento de las células del intestino, es decir, previenen la permeabilidad intestinal.
- En el colon se expresan los receptores de estrógenos beta, los cuales aumentan la expresión de unas proteínas protectoras del intestino que hace que sea menos permeable a los tóxicos que circulan por su interior.
- Los estrógenos mejoran el intestino y el sistema inmune siempre que no estén en exceso.

## ¿Cómo afecta la microbiota a la salud hormonal?

Una vez que los estrógenos están listos para ser eliminados por el intestino, después de pasar por los embudos del hígado, estos se unen a los ácidos biliares (se conjugan) y, según el estado de tu microbiota, se reabsorben y regresan a la circulación sanguínea o se eliminan definitivamente. En el peor de los casos, se reabsorben regresando al hígado y provocando sobrecarga y acúmulo de estrógenos.

Tenemos diferentes especies bacterianas que producen las enzimas encargadas de romper las moléculas para que puedan ser absorbidas. Algunas de estas enzimas son determinantes en la salud hormonal ya que deciden si los estrógenos son eliminados o reabsorbidos.

Es decir, si la microbiota está desequilibrada estas enzimas boicotearán el trabajo hecho en el hígado impidiendo que los estrógenos puedan ser eliminados, y serán reabsorbidos. En cambio, si la microbiota y sus enzimas están en equilibrio, no se podrán desconjugar los estrógenos y se eliminarán a través de las heces.

Puedes ajustar la acción de estas enzimas regulando la microbiota y, por tanto, producir cambios favorables en tu salud hormonal: a esto lo llamamos «estroboloma».

El estroboloma es el conjunto de genes de bacterias capaces de fabricar enzimas que metabolizan los estrógenos. El estroboloma es el que decide si los estrógenos se eliminan o se reabsorben para seguir circulando por el cuerpo.

Cuando el hígado ha concluido su tarea, es nuestro estroboloma el que tiene la última palabra a la hora de deshacerse de los tóxicos y las hormonas que llegan al intestino, y de conseguir que el trabajo que ha hecho el hígado en la primera y la segunda fase de desintoxicación no haya sido en vano.

Podemos decir que las enzimas del estroboloma son enzimas «boicoteadoras» de nuestra salud hormonal, porque estropean el buen trabajo del hígado ya que desconjugarán (reactivarán) hormonas y tóxicos que ya habían sido inactivados por el hígado para su eliminación, favoreciendo su reabsorción. Esto sucede cuando tenemos un estroboloma desequilibrado por culpa de una microbiota desequilibrada que produce exceso de estas enzimas.

## ¿Cuáles son las enzimas boicoteadoras de tu salud hormonal?

- Sulfatasa
- Beta-glucuronidasa
- Beta-glucosidasa
- HSD-deshidrogenasa

Cuando existe un desequilibrio del estroboloma podemos encontrar dos escenarios que afectan a la salud: 1) un exceso de bacterias con actividad de estas enzimas, o 2) poca cantidad de bacterias con actividad de estas enzimas.

Si tienes un exceso de actividad enzimática de las bacterias intestinales, los estrógenos no se eliminarán por el intestino (no se excretarán en las heces), sino que se reabsorberán, es decir, volverán a la circulación acumulándose en tu cuerpo y saturando el hígado. Esto puede derivar en síntomas relacionados con el exceso de estrógenos:

- Alergias.
- Dolor menstrual y síndrome premenstrual.
- Migrañas.
- Ansiedad y fobias.
- Dolor crónico.
- Riesgo de cáncer de mama y de próstata.
- Enfermedades autoinmunes.
- Sobrepeso y obesidad.

Si, por el contrario, tienes pocas bacterias con actividad enzimática, los estrógenos se eliminarán correctamente y esto te servirá de protección durante tu vida fértil, tendrás menos problemas hormonales y mejor salud.

## ¿Quieres conocer más sobre estas enzimas y cómo regularlas?

### *La sulfatasa*

Esta enzima boicotea el embudo de la sulfatación. Imagina que el hígado ha hecho un buen trabajo y tiene preparados e inactivos las hormonas (estrógenos y andrógenos) y los tóxicos para ser eliminados a nivel intestinal, y de repente aparecen bacterias con enzimas sulfatasas que los devuelven a la circulación sanguínea. En ese momento, hormonas que estaban inactivas volverán a activarse y a unirse a receptores para seguir cumpliendo sus funciones. El resultado será un exceso de estrógenos o de andrógenos, además de un exceso de toxicidad, que se traduce en problemas para tu salud.

## ¿Cómo podemos frenar la actividad de las sulfatasas?

- Reducir la inflamación con una dieta antiinflamatoria y, si hace falta, con apoyo de suplementos nutricionales que puede recomendarte tu PNIE.
- Reducir la actividad del receptor de estrógenos alfa (lo explicamos en detalle al hablar de los estrógenos).
- Evitar un pH alcalino del colon. Ya has visto cómo el consumo de prebióticos (fibra soluble y polifenoles) te ayudará a conseguirlo.

## *La HSD-deshidrogenasa*

Esta enzima boicotea la metilación. Vuelve a activar los estrógenos que se habían inactivado en el hígado gracias al proceso de metilación. Para evitar que esto ocurra, una buena estrategia consiste en consumir alimentos ricos en isoflavonas derivadas de la soja: miso, tempeh, tamari, salsa de soja o un suplemento de trébol rojo.

## *La beta-glucuronidasa*

Esta enzima boicotea la glucuronidación. Hace que los estrógenos, los andrógenos, la bilirrubina, los medicamentos y otros tóxicos que estaban unidos a la bilis, listos para salir en forma inactiva, vuelvan a la circulación y sigan su actividad.

Esta enzima está más activa durante el envejecimiento, posiblemente debido a un aumento de las bacterias proteolíticas del colon, pues en esa etapa de la vida necesitamos reciclar un poco las hormonas. Es decir, podría ser conveniente contar con más actividad de esta enzima a partir de la menopausia o la andropausia para, por ejemplo, recuperar estrógenos o andrógenos que se iban a eliminar y conseguir mantener por más tiempo su actividad en el cuerpo. Esto ayudaría a prevenir los problemas derivados de la falta de hormonas, como la osteoporosis, enfermedades cardiovasculares o la depresión.

No obstante, y pese a este posible beneficio en la edad adulta, es importante que en cualquier etapa de la vida esta enzima no esté en exceso pues puede elevar el nivel de estrógenos y aumentar los riesgos que esto conlleva.

Estas enzimas son fabricadas sobre todo por los firmicutes, y ahora que ya sabes cómo reducir estas bacterias, también puedes reducir la beta-glucuronidasa. Las bacterias proteolíticas también tienen actividad beta-glucuronidasa y es importante tenerlas bajo control.

## Estrategias para frenar las enzimas beta-glucuronidasas

- Consumir poca grasa «no saludable», como las grasas trans, y evitar el exceso de carnes rojas.
- Aumentar el consumo de verduras y no comer mucha proteína animal, pues esto ayuda a reducir las bacterias proteolíticas del colon.
- Tomar infusiones de plantas o combinar aceites esenciales con efecto antibiótico, por ejemplo: menta, melisa, cilantro, clavo y árbol de té.
- Aumentar alimentos ricos en un compuesto llamado «D-glucarato», pues inhibe la actividad de la beta-glucuronidasa: manzana, pomelo, brócoli y todas las demás crucíferas; también se puede tomar como suplemento.
- Otros alimentos que ayudan a frenar esta enzima: yogur, col blanca, pimiento, cardo mariano, plátano, cebolla, raíz de achicoria, ajo, espárragos, cebada, puerro y tupinambo.

## El escenario ideal...

Es una microbiota en equilibrio con una actividad enzimática moderada que permita la reabsorción de moléculas deseables como los polifenoles, por ejemplo. Estas sustancias son desconjugadas por enzimas sulfatasas y beta-glucuronidasas, y cuando vuelven a la circulación son más activas y tienen un efecto antiinflamatorio y protector.

En resumen, el desequilibrio de la microbiota afecta a la cantidad de estrógenos circulantes y, por consiguiente, a las funciones hormonales.

## Y qué pasa en la menopausia...

Durante la menopausia, debido a que hay una caída en el nivel de estrógenos, conviene tener una microbiota más activa; es decir, conviene tener niveles óptimos de estas enzimas porque no serán boicoteadoras sino que te ayudarán a recuperar parte de los estrógenos que se eliminan diariamente a través de las heces, devolviéndolos a la circulación para que continúen con su actividad. Gracias a esto podrás seguir disfrutando de los beneficios de los estrógenos: protección contra la osteoporosis, enfermedades cardiovasculares y demencia. Para conseguirlo, es importante tener diversidad bacteriana y consumir alimentos ricos en fitoestrógenos (nos hemos referido a ellos al hablar de la menopausia).

## Recomendaciones para tener un estroboloma funcional

- Incrementar la diversidad bacteriana: cuantas más familias de bacterias tengas, menor riesgo de obesidad y sobrepeso, y por lo tanto menos estrógenos.
- Acidificar el pH del colon: ya que la actividad de las enzimas beta-glucuronidasa y beta-glucosidasa se produce en un pH alcalino del colon > 6,4, para conseguirlo sigue las recomendaciones del capítulo del intestino sobre el consumo de alimentos fermentados y prebióticos que ayudan a fabricar ácidos grasos de cadena corta (SCFA), pues ellos son los que acidifican el colon.
- Frenar las enzimas sulfatasas, beta-glucuronidasas, beta-glucosidasas y HSD-deshidrogenasas para evitar la reabsorción de estrógenos.

## ¿Qué probióticos te pueden ayudar a mejorar el estroboloma?

Un desequilibrio del estroboloma provocará sobrepeso, inflamaciones crónicas y acumulación de estrógenos. Las bacterias más recomendadas para combatir el sobrepeso y los problemas metabólicos como la resistencia a la insulina o la diabetes son los lactobacilos, las bifidobacterias y la *Akkermansia*.

Las personas con sobrepeso, resistencia a la insulina y disbiosis intestinal tienen más bacterias proteolíticas (las que putrefactan las proteínas), y estas fabrican más enzimas beta-glucuronidasas, por lo tanto tienen menos posibilidades de deshacerse de los estrógenos y los tóxicos, lo que provoca un estado de toxicidad permanente que conduce a inflamación. También tienen una actividad de la enzima aromatasa mayor, que como ya sabes es la fábrica de estrógenos. Los estudios confirman que las personas con problemas de sobrepeso, obesidad o diabetes mejoran su estado metabólico e inflamatorio aumentando los niveles de bifidobacterias y de *Akkermansia*.

Para mejorar las bifidobacterias consume más prebióticos (ver listas de alimentos en el capítulo dedicado al intestino, p. 29 y ss):

- Almidón resistente
- Fibra soluble
- Polifenoles

También puedes tomar un suplemento probiótico que contenga la bacteria *Bifidobacterium longum*, que ayuda a reducir la beta-glucuronidasa.

Para mejorar la *Akkermansia*, una bacteria que te ayudará a perder peso, a tener mejor salud metabólica y a disminuir la inflamación, ten en cuenta estas recomendaciones:

- Reduce la ingesta calórica: comer menos mejora la bacteria *Akkermansia*.
- Sigue una dieta sin gluten, sin alcohol y sin grasas trans.

- Consume regularmente polifenoles provenientes del té verde, té negro, uvas y arándanos. También se puede tomar un suplemento de polifenoles como el extracto de semillas de uva Forte.
- Consume ruibarbo en las ensaladas o en forma de zumo verde.
- Toma alimentos ricos en quercetina: ajo, cebolla, puerros, uvas, manzana, té verde y trigo sarraceno.
- Toma alimentos ricos en fibra fermentable y almidón resistente.
- Consume a diario alimentos fermentados que mejoran la diversidad bacteriana.
- Un probiótico que contiene la cepa *B. animalis* también aumenta la *Akkermansia*, al igual que el medicamento metformina (que se suele recetar para la diabetes tipo 2), pero solo se puede tomar bajo supervisión médica.

Por último, debes mejorar el aporte de lactobacilos a tu intestino, y estas son las mejores cepas o tipos de lactobacilos que mejoran el estroboloma:

- *Lactobacillus acidophilus*
- *Lactobacillus brevis*
- *Lactobacillus rhamnosus GG*
- *Lactobacillus plantarum*
- *Lactobacillus reuteri*

Todos estos probióticos han demostrado reducir las enzimas boicoteadoras o la inflamación y la toxicidad.

Estas bacterias puedes encontrarlas en los alimentos probióticos que hemos mencionado en el capítulo dedicado al intestino, o en un suplemento adecuado que has de elegir con la ayuda de un experto en salud intestinal y hormonal o PNIE.

## Intestino, hormonas sexuales y emociones

Al intestino también se le conoce como «nuestro segundo cerebro» y se debe a dos motivos. Por un lado, ya hemos visto que las bacterias de la microbiota tienen actividad neuronal y pueden afectar a los niveles de diversos neurotransmisores, como la serotonina, la dopamina y el GABA. Por otro lado, las hormonas sexuales también tienen una relación directa con los niveles de estos neurotransmisores, y por lo tanto afectan a nuestro estado de ánimo. El mejor ejemplo para entender cómo el nivel de estrógenos o de progesterona puede influir en nuestro estado de ánimo es observar lo que ocurre a lo largo del ciclo menstrual.

## ¿Cómo afectan los estrógenos a la salud del intestino y a nuestro estado de ánimo?

Los estrógenos tienen receptores en las células del sistema digestivo y afectan al segundo cerebro, pues regulan la secreción de jugos gástricos y enzimas digestivas además de la absorción de alimentos. Durante la menstruación se produce una retención de líquidos en el colon que provoca que las heces sean más pastosas.

Además, los estrógenos regulan la barrera intestinal y el mantenimiento de las células del intestino, con lo que ayudan a evitar la permeabilidad intestinal, que es cuando el intestino pierde la unión entre sus células y se convierte en un colador permisivo que deja pasar tóxicos, hongos, parásitos, etc., permitiendo además la fuga de nutrientes. En este sentido, siempre que no estén en exceso, los estrógenos mejoran la salud intestinal y ayudan al sistema inmune.

Tanto los estrógenos como la progesterona influyen en las funciones cerebrales ya que interactúan con los neurotransmisores: GABA, glutamato, dopamina y serotonina. También determinan la sinapsis o comunicación entre neuronas en distintas regiones del cerebro para un buen estado emocional. Las variaciones en las hormonas explican las variaciones en estos neurotransmisores y en el estado de ánimo a lo largo del ciclo menstrual.

## ¿Cómo varían las hormonas y el estado de ánimo a lo largo del ciclo menstrual?

Durante el ciclo se presentan cambios en los niveles de hormonas sexuales.

En la menstruación, los niveles de estradiol y progesterona son bajos. Después los estrógenos comienzan a aumentar progresivamente a lo largo de la fase folicular (que dura hasta el día 14 del ciclo), momento en el que se inicia la ovulación o punto central del ciclo menstrual, en el que se da el pico más alto de hormonas controladas por la hipófisis (en el cerebro): FSH (hormona estimulante del folículo) y LH (hormona luteinizante). En este punto del ciclo hay una mayor cantidad de estradiol de los folículos ováricos y aumenta la temperatura basal del cuerpo.

Después de la ovulación comienza la fase lútea y los niveles de estrógenos son más bajos, pues en esta etapa los niveles de progesterona aumentan. Luego comienza la fase premenstrual, que se caracteriza por bajos niveles de ambas hormonas, bajan los estrógenos y la progesterona, y también la temperatura corporal. En este momento, en un ciclo normal, vuelve a llegar la regla.

## ¿Notas cambios en tu estado de ánimo a lo largo del ciclo menstrual?

Las hormonas sexuales intervienen en el estado de ánimo, en algunos procesos cognitivos y en diferentes patrones de comportamiento, porque influyen en los sistemas y los receptores que regulan la serotonina, la dopamina y el GABA. Durante la fase folicular, cuando el nivel de estrógenos aumenta, hay mayor nivel de serotonina y dopamina. En cambio, durante la fase lútea, cuando predomina la progesterona, aumenta el GABA, un neurotransmisor que activa el sistema nervioso parasimpático, encargado de la calma y la relajación.

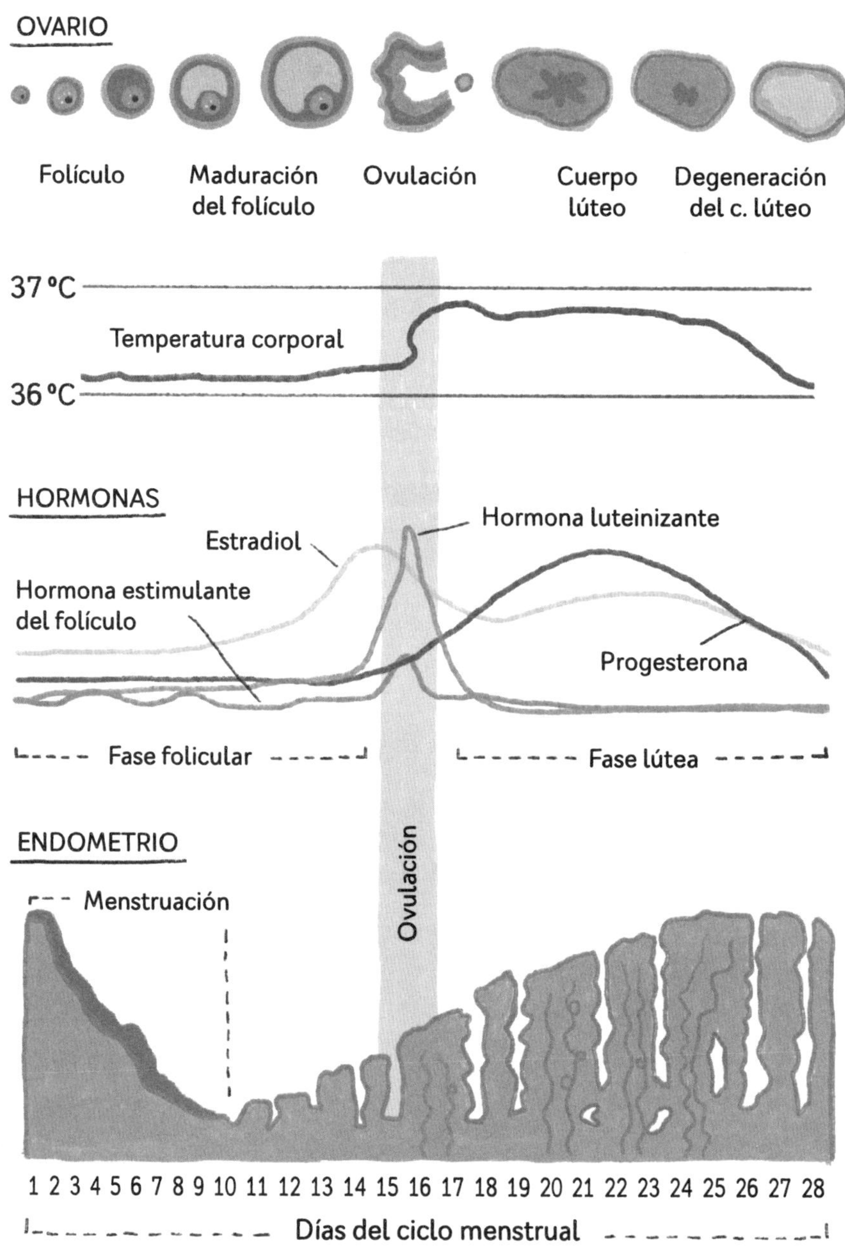
CICLO MENSTRUAL
OVARIO
Folículo
Maduración del folículo
Ovulación
Cuerpo lúteo
Degeneración del c. lúteo
37 °C
Temperatura corporal
36 °C
HORMONAS
Estradiol
Hormona luteinizante
Hormona estimulante del folículo
Progesterona
Fase folicular
Fase lútea
ENDOMETRIO
Menstruación
Ovulación
1 2 3 4 5 6 7 8 9 10 11 12 13 14 15 16 17 18 19 20 21 22 23 24 25 26 27 28
Días del ciclo menstrual

- **Fase folicular:** comienza con la regla y termina con el inicio de la ovulación (día 14). En esta fase los estrógenos comienzan a subir, y con ellos mejoran la serotonina y la dopamina, por eso la mujer se siente dinámica, con confianza en sí misma, más sociable, capaz de afrontar cualquier situación, se concentra más fácilmente, su estado de ánimo es positivo, tiene sensación de bienestar. Finalizando esta etapa comienza el flujo vaginal tipo «clara de huevo» y sube la temperatura corporal, lo cual avisa de que comienza la ovulación.

- **Fase ovulatoria:** se da en mitad de ciclo y hay un aumento brusco de LH (hormona luteinizante) y estrógenos. Se relaciona con un aumento de la actividad del hemisferio derecho, momento de procreación, mayor deseo sexual, más motivación, ganas de hacer cosas, emprender ideas.

- **Fase lútea:** predominio de los niveles de progesterona, una hormona que ayuda a aumentar el neurotransmisor de la calma (GABA). Desafortunadamente muchas mujeres tienen bajos niveles de progesterona y esto podría explicar que durante la fase lútea (fase premenstrual) presenten todo lo contrario a la calma: estarán nerviosas, irritables, ansiosas, con insomnio y muy sensibles.

- Finalmente llega la **menstruación**, y en esta fase bajan los niveles de estrógenos y de progesterona, por lo tanto el efecto protector sobre el intestino no tiene lugar y crecen los síntomas gastrointestinales. Otros síntomas son inmunidad baja, mayor riesgo de infecciones, descenso de la serotonina, hipersensibilidad al dolor y alteraciones afectivas como ansiedad, depresión, ganas de comer dulce, insomnio, irritabilidad, etc.

Una mujer que goza de equilibrio hormonal, es decir, sin exceso de estrógenos y con niveles adecuados de progesterona, no tendrá picos muy altos ni caídas exageradas de hormonas a lo largo del ciclo y no experimentará tantos cambios emocionales y de comportamiento, serán ciclos más tranquilos; de hecho, algunas mujeres casi no notan nada a lo largo del ciclo menstrual.

- Durante el **embarazo** los niveles de estrógenos y progesterona son más altos. ¿A que ha sido la mejor época de tu vida? Mejoran todos los síntomas gracias a que hay un nivel máximo de estrógenos y de progesterona.

## La progesterona mejora la actividad del neurotransmisor GABA

La progesterona estimula el receptor del GABA (ácido gamma-aminobutírico). Si tienes poca progesterona durante la fase lútea tendrás poca actividad del GABA, que es el neurotransmisor de la calma, y te verás inmerso en un estado de ánimo alterado, negativo, irritable, y sufrirás por todo y por todos. Es el típico caso de las chicas con ovarios poliquísticos o las que tienen ciclos menstruales de menos de 26 días.

Las personas con falta de GABA suelen acabar tomando medicamentos como benzodiazepinas (alprazolam —Trankimazin—, diazepam —Valium—, clonazepam), gabapentina, topiramato o ácido valproico, o quizá opten por tomar valeriana, pasiflora, teanina, azafrán, magnesio o vitamina $B_6$.

Estas son las funciones del neurotransmisor GABA:

- Inhibe el sistema nervioso central.
- Tiene efectos calmantes, sedantes y tranquilizantes, por lo que favorece el descanso y el sueño.
- Regula la presión arterial.
- Regula el ritmo cardíaco.
- Reduce la ansiedad.
- Reduce la depresión.
- Reduce las convulsiones.
- Reduce la sensación de dolor.
- Reduce el tono muscular.
- Mejora la respuesta inmunitaria.

- Regula la motilidad intestinal y el vaciado gástrico y relaja el esfínter esofágico inferior.

## Te falta GABA si tienes estos síntomas

- Dificultad para relajarse, dejar la mente en blanco.
- Taquicardia.
- Ansiedad, fobias.
- Insomnio.
- Opresión torácica.
- Dolores crónicos.

## Los estrógenos mejoran los niveles de serotonina

La serotonina es un neurotransmisor que fabricamos en el cerebro, y el 90% en el segundo cerebro, es decir, en el intestino, donde tenemos nuestro sistema neurológico intestinal. Es la hormona clave para el equilibrio emocional. La caída brusca de los estrógenos a partir de la ovulación (día 14 del ciclo) también se acompaña de una caída repentina de la serotonina.

Si tienes estos síntomas puede ser que te falte serotonina:

- Preocupaciones obsesivas.
- Ansiedad.
- Actitud negativa.
- Ansiedad por comer dulce.
- Tristeza o depresión.
- Insomnio de primera hora (te cuesta coger el sueño).

## Cómo ayudar a que la caída natural de serotonina no sea tan brusca

Podemos ayudar a la producción de serotonina en el intestino aumentando el consumo de los siguientes alimentos:

- Kéfir
- Arándanos o mirtilos: con solo comer 15 arándanos al día o un chupito de zumo de arándanos/día mejoran los niveles de serotonina
- Lino, sésamo, frutos del bosque, verduras crucíferas (brócoli, coliflor, col, rúcula, berro, etc.)

También se puede optar por un suplemento que mejore los niveles de serotonina durante los días del ciclo menstrual en los que hay una caída de estrógenos: 5-HTP (*Griffonia simplicifolia*), hipérico o hierba de San Juan, azafrán, cúrcuma, L-triptófano.

Algunas bacterias que se pueden encontrar en alimentos fermentados o en suplementos probióticos han demostrado mejorar los niveles de serotonina: *Lactobacillus rhamnosus*, *Lactobacillus helveticus*, *Bifidobacterium infantis* y *Bifidobacterium longum*.

## La serotonina mejora los niveles de dopamina

La dopamina interviene en el circuito de la recompensa y juega un papel clave en la motivación. Niveles elevados de estrógenos aumentan la dopamina, por lo que crece la motivación por el sexo y se atenúa la motivación por los alimentos. Por eso, cuando tenemos bajada de estrógenos hay mayor sensación de apetito. También ayuda a regular la conducta, la memoria, la temperatura corporal y la función motora, sensitiva, cognitiva, sensorial y neuroendocrina.

Si tienes estos síntomas puede ser que te falte dopamina:

- Ansiedad por comer dulces y chocolate.
- Desmotivación.
- Falta de memoria y concentración.
- Apatía.
- Falta de valentía para emprender ideas o proyectos.
- Llorar o emocionarse con facilidad.
- Sensibilidad localizada en los pezones durante la regla.

## Lista de alimentos recomendados para una buena salud hormonal

- Agua filtrada con agua de mar, en una proporción de 3/1
- Trigo sarraceno, arroz largo, avena, legumbres
- Bebidas: vino, café, té verde, lúpulo de la cerveza
- Aceitunas y aceite de oliva
- Frutos secos y semillas: nueces, cacahuetes, almendras, pistachos, lino, sésamo
- Otros: kudzu, hierbas aromáticas y especias picantes
- Aumenta estos vegetales en especial:
    - Judía verde
    - Zanahoria
    - Boniato
    - Calabaza
    - Remolacha
    - Tomate
    - Setas
    - Yuca

- Maíz cocido
- Crucíferas: brócoli, col, coliflor, coles de Bruselas
- Rábanos
- Apio
- Pepino
- Endivia
- Bardana
- Tupinambo
- Diente de león
- Achicoria
- Yacón
- Cebolla
- Puerro
- Ajo
- Alcachofa
- Espárrago

▸ Aumenta estas frutas en especial:

- Plátano
- Plátano macho
- Manzana
- Naranja
- Pera
- Limón
- Ciruela
- Mandarina
- Arándanos
- Grosella
- Frambuesas
- Higos
- Cerezas
- Uva

- Membrillo
- Granada
- Mangostán

- Aumenta los alimentos probióticos como:
  - Té kombucha fermentado
  - Kéfir
  - Yogur y queso de oveja y de cabra
  - Chucrut
  - Kimchi coreano (ayuda a detoxificar pesticidas de los alimentos)
  - Cacao (chocolate negro con más de 80% de cacao)
  - Miso
  - Tempeh
  - Salsa de soja
  - Encurtidos: remolacha, zanahoria, col y otros vegetales en envase de cristal

## Alimentos a evitar

- Evita los alimentos procesados, los ricos en azúcares refinados y el alcohol
- Modera la carne roja, máximo 1 vez por semana
- No abuses del trigo y el centeno, pues tienen alto contenido de fructanos
- Remoja 24 horas: legumbres, cereales integrales, soja, maíz, frutos secos y semillas, para eliminar al máximo los fitatos y las lectinas
- Recuerda que los inhibidores de la amilasa tripsina están en los cereales que llevan gluten: trigo, Kamut®, espelta, centeno, cebada (p. 37)

5

# Índice de recetas

## Recetas para mejorar la salud intestinal



## Recetas para mejorar la progesterona



## Recetas para frenar la aromatasa



## Recetas para equilibrar los estrógenos

## Recetas para tener una buena menopausia



## Recetas para equilibrar la sulfatación



## Recetas para equilibrar la metilación

## Recetas para mejorar la glucuronidación